Seba Geevarghese
Anu Girdhar
Navneet Kaur

Prótese de mão em prótese maxilofacial

Seba Geevarghese
Anu Girdhar
Navneet Kaur

Prótese de mão em prótese maxilofacial

ScienciaScripts

Cover image: www.ingimage.com

This book is a translation from the original published under ISBN 978-620-8-41556-3.

Publisher:
Sciencia Scripts
is a trademark of
Dodo Books Indian Ocean Ltd. and OmniScriptum S.R.L publishing group

120 High Road, East Finchley, London, N2 9ED, United Kingdom
Str. Armeneasca 28/1, office 1, Chisinau MD-2012, Republic of Moldova, Europe
Managing Directors: Ieva Konstantinova, Victoria Ursu
info@omniscriptum.com

Printed at: see last page
ISBN: 978-620-8-52635-1

RECONHECIMENTO

Expresso a minha sincera gratidão à Dra. Anu Girdhar, Professora e Diretora do Departamento de Dentisteria Protética; não poderia ter realizado esta dissertação sem o seu apoio e motivação constantes, cujos conhecimentos e experiência me ajudaram imenso. Ela tem sido uma grande fonte de encorajamento, valorizando a sinceridade do meu trabalho. É uma bênção ser sua pupila e aprender o assunto sob a sua orientação e supervisão.

Estou profundamente grata à Dra. Navneet Mann, leitora do Departamento de Dentisteria Protética, cuja orientação me encorajou a alcançar a excelência no meu trabalho. Os seus esforços constantes, a sua dedicação e o seu coração pela perfeição ajudaram-me a organizar esta dissertação.

Agradeço à Dra. Sónia Nanda, ao Dr. Gagandeep Kaur, ao Dr.
Jaspinder Gil, Dr. Sahil Kainth, Dr. Shaguft a Verma, Departamento de Dentisteria Protética, por me motivarem sempre, pelo seu apoio, orientação e aconselhamento sempre que precisei, o que foi extremamente útil durante esta jornada.

Não posso estar suficientemente grata aos meus pais e ao meu marido pela sua atenção total, que me ajudou a manter-me concentrada nesta viagem e a concluir o meu projeto. Eles sempre foram um pilar constante de apoio, dia e noite. Aos meus amigos, colegas e simpatizantes, expresso a minha gratidão, pelo seu encorajamento, sugestões e deliberações.

Acima de tudo, estou cheio de gratidão ao meu Pai Celestial, Senhor e Salvador, Jesus Cristo, pela Sua Graça, sabedoria e proteção.

Obrigado a todos

Dr. Seba Sara Geevarghese

Índice

INTRODUÇÃO

A prótese é uma arte e ciência que oferece uma aparência natural às estruturas perdidas do paciente. De acordo com a GPT, -Prótese dentária é a especialidade dentária relacionada com o diagnóstico, o planeamento do tratamento, a reabilitação e a manutenção da função oral, do conforto, da aparência e da saúde dos pacientes com condições clínicas associadas à falta ou défice de dentes e/ou tecidos maxilofaciais, utilizando substitutos biocompatíveis.ll A prótese refere-se à substituição artificial de uma parte do corpo humano em falta. Estes substitutos artificiais apoiam o doente tanto a nível emocional como físico. Desempenham um papel importante para tornar o doente socialmente mais aceitável.

A prótese maxilofacial é um ramo da medicina dentária que se ocupa dos defeitos congénitos e adquiridos da cabeça e do pescoço. Este ramo integra partes de várias disciplinas, incluindo oncologia da cabeça e do pescoço, malformações congénitas, cirurgia plástica, fala e outras disciplinas relacionadas. Para além dos defeitos faciais, também se ocupa da reabilitação protética de outras partes do corpo, como os dedos das mãos e dos pés.

Diz-se com razão: "Nunca nos apercebemos da importância de algumas coisas até as perdermos. Além disso, essa constatação é muito dura quando se trata de uma parte do corpo, de um membro ou de um dígito. De acordo com as informações do Centro Nacional de Estatísticas da Saúde, os traumatismos representam, por si só, mais de 75% das causas de amputação de membros. Foi igualmente referido que a amputação parcial da mão, com perda de um ou mais dedos, é a mais comum entre estas amputações. As lesões da mão representam 1/3 de todas as lesões no trabalho, 1/3 das lesões crónicas, 1/4 do tempo de trabalho perdido e 1/5 da incapacidade permanente. Para além destas estatísticas, o trauma físico e psicológico sofrido faz com que o indivíduo tenha uma autoestima mais baixa e uma menor interação social. **(Marty et al e1983)**

Os países em desenvolvimento, como a Índia, registam, só por si, mais de 0,5 milhões de amputados e, todos os anos, são registados 23 500 amputados. Num estudo realizado em Calcutá em 2014, 26,8% da população amputada era constituída por amputados dos membros superiores, sendo o grupo etário mais comum afetado pela amputação o dos 20 aos 50 anos. Por conseguinte, pode concluir-se que a competência funcional, bem como a produtividade do grupo etário mais ativo de Calcutá, será imensamente reduzida. Prevê-se que o número total de pessoas amputadas e de pessoas que utilizam uma prótese do membro superior abaixo do cotovelo aumente pelo menos 47% até ao ano 2025.

Um dedo é um tipo de dígito, um órgão de manipulação e de sensação que se encontra nas mãos dos seres humanos e de outros primatas. Enquanto órgão de manipulação, os dedos desempenham um papel fundamental a nível funcional e estético. A função básica das mãos é agarrar, segurar e manipular objectos. O gesto da mão é talvez o exemplo mais flagrante de comunicação não verbal. Normalmente, os seres humanos têm cinco dígitos, designados por falanges, em cada mão. Estes permitem-nos interagir com o nosso ambiente e ajudam-nos em muitas funções do dia a dia. Foi afirmado que o polegar é o dígito mais importante do ponto de vista funcional. Do ponto de vista funcional, o polegar constitui pelo menos 50% da mão. O polegar é essencial para a força de preensão e a precisão. As mãos têm também um impacto estético e podem realçar a beleza de um gesto ou a graça de um movimento. A perda de dedos e a perda parcial de dedos são algumas das formas mais frequentes de perda parcial da mão. **(Agarwal et al 2013)**

=A "amputação", derivada da palavra latina amputare" (extirpar, cortar), foi definida como a ==remoção de parte ou da totalidade de uma parte do corpo envolvida por pele

Existem vários tipos de amputações, algumas das quais são a auto-amputação, que ocorre quando uma pessoa presa se liberta a si própria através da remoção de uma parte. Há ainda a amputação total de uma parte do corpo, a amputação congénita, que ocorre quando uma pessoa nasce sem parte ou sem a totalidade de uma parte do corpo, e a amputação traumática, que pode resultar de acidentes em fábricas, explorações agrícolas, ferramentas eléctricas ou veículos motorizados, incluindo acidentes industriais ou ambientais, ataques terroristas e falta de cuidados básicos de saúde pública, que muitas vezes conduzem a diabetes, gangrena e/ou infeção. **(N. Shanmugananthan et al, Aesthetic Finger Prosthesis)** Embora as causas mais comuns destas amputações sejam lesões traumáticas, as ausências congénitas ou malformações podem apresentar desafios clínicos semelhantes. **(Beasely 1981)** Na Índia, a ocorrência de tais casos está a aumentar devido à negligência na utilização de medidas de proteção pessoal entre os trabalhadores das fábricas. Qualquer que seja a indicação de uma amputação, o resultado é um coto do membro. Um coto residual ideal deve ter um comprimento adequado, compressibilidade e contornos que proporcionem uma excelente estética e uma boa retenção. **(Ozkan et al, 2012)** No entanto, isto pode não se verificar em todos os casos com que nos deparamos.

As amputações de dedos e amputações parciais de dedos são algumas das formas mais frequentes de perda parcial da mão. **(Pillet 1981)** O tratamento mais adequado depende do tipo de lesão e do envolvimento de outros dedos. Estão disponíveis várias técnicas para restaurar amputações da ponta dos dedos, com o objetivo comum de reduzir a dor e preservar a sensibilidade na ponta. A abordagem mais adequada depende da quantidade de tecido envolvido, do envolvimento do osso (falange distal), dos ângulos e níveis de amputação e do envolvimento de outros dedos posteriores. A perda total ou parcial de um dedo polegar resulta em deficiências funcionais significativas. Para além da perda imediata de preensão, força e segurança, a ausência de um dedo pode causar um trauma psicológico acentuado.

Beasley observou que os indivíduos que mantêm as mãos escondidas nos bolsos devido ao embaraço da aparência são tão incapacitados funcionalmente como um amputado do antebraço (escapulotorácico). **(Kolb 1959)**

A anatomia do coto residual do defeito é de extrema importância e ditará o modo de retenção a ser utilizado e o nível de estética que se pode esperar. Apesar da disponibilidade de competências avançadas, dos melhores materiais e do apoio laboratorial, por vezes, a anatomia do defeito pode ser um obstáculo ao fornecimento de uma prótese melhor.

Antes do tratamento de um amputado, as expectativas e as opções de tratamento devem ser discutidas com o doente.

Um exame pormenorizado, que avalia a extensão da lesão, os ângulos e níveis de amputação, a perda de tecido, o envolvimento dos outros dedos e o grau de lesão dos tecidos neurovasculares e da função da mão. O volume do tecido remanescente e o estado do osso residual devem ser avaliados para determinar as opções de tratamento.

Se estiver disponível mais do que uma opção, os potenciais méritos e riscos de cada opção devem ser discutidos com o doente antes de determinar/fixar o tratamento fixo. **(Murdoch 1967)**

Atualmente, existem várias técnicas de reconstrução, a começar por próteses de dedos retidas por vácuo e cirurgias para transplantar o dedo do pé para a área de interesse e a mais recente é a mão e os dedos biónicos. **(Dogra et al 1658) (Jacob et al 2012)** As técnicas acima mencionadas são incómodas ou implicam encargos financeiros para o doente.

Apesar do facto de terem ocorrido muitos avanços nas técnicas de reconstrução cirúrgica **(Beumer et al 1979)**, este tipo de cirurgia não é prático, nem bem sucedido ou indicado em muitos doentes com amputações parciais dos dedos. A reabilitação protésica destes doentes tem, no entanto, demonstrado ajudar nos aspectos psicossociais, proporcionando um aumento da força de preensão e uma redução da hipersensibilidade e da dor.
(Beasley 1987) (Hunter 2002)

O procedimento cirúrgico não pode restaurar a estética tanto quanto a prótese e incorre em grandes encargos financeiros. O papel principal na reabilitação do paciente é, portanto, desempenhado pelo protésico maxilofacial e pelo anaplastologista. A prótese de dedo idealmente construída deve satisfazer as seguintes condições prévias: A prótese deve ajudar na preensão e na absorção e transferência de forças para a mão; a prótese deve ter um aspeto natural, permitindo a expressão de gestos.

As próteses podem frequentemente restaurar uma função quase normal nas amputações das falanges distais. **(Pillet et al 1992)** Os indivíduos que desejam substituir o dedo têm normalmente grandes expectativas quanto ao aspeto da prótese. As caraterísticas cosméticas, tais como a forma realista, a cor, os contornos, as margens finas e as unhas realistas são essenciais para a satisfação do doente. A incapacidade funcional pode ser parcialmente restaurada através da incorporação de um acessório ou fio na prótese. Estão a ser utilizados vários métodos, como implantes de titânio, pilar de osteo-integração e elastómeros de silicone para substituir o dedo em falta. Passando por vários materiais, a taxa de aceitação tem sido muito mais elevada quando uma restauração personalizada esculpida individualmente utiliza elastómero de silicone.

(Buckner 1980)

EPIDEMIOLOGIA

a) Prevalência:

De acordo com as informações obtidas no Relatório sobre Pessoas Deficientes da National Sample Survey Organization (NSSO), publicado em março de 1983, a Figura 2 mostra a distribuição dos amputados por zonas rurais e urbanas na Índia. Embora as zonas urbanas da Índia alberguem 24% da população, apenas 21% dos amputados se encontram nessas zonas. As taxas médias de prevalência na Índia para homens e mulheres são mais elevadas nas zonas rurais do que nas zonas urbanas. As mulheres constituem apenas 20 por cento do número total de amputados, embora constituam 48,3 da população do país. **(Padmanabha 1981)** Mas há uma grande variação de estado para estado. A Figura 3 mostra a distribuição de amputados por estado e também as taxas de prevalência por estado. As taxas de prevalência variam bastante consoante o estado, mas os números totais em Rajasthan, Punjab, Haryana, Madhya Pradesh, Bihar, Bengala Ocidental, Maharashtra e Andhra Pradesh, cerca de 30 000 cada; Gujarat, Karnataka, Tamilnadu e Kerala, cerca de 15 000 cada; Himachal Pradesh, Jammu e Caxemira e Orissa, cerca de 3 000 cada; e o Estado mais populoso, U.P., tem também o número máximo de amputados, 91 000. Não existem números exactos para os estados do Nordeste. As taxas de prevalência em Punjab e Haryana são as mais elevadas: 182 e 244 por 100.000 pessoas, respetivamente. Isto pode dever-se em parte às amputações causadas por debulhadoras e outras máquinas agrícolas introduzidas nos anos anteriores. **(Chari et al 1975)** São necessários mais dados epidemiológicos para compreender por que razão as deficiências locomotoras têm uma taxa de prevalência tão elevada no Punjab e no Haryana.

***b)* Taxa de incidência:**

A figura 5 mostra a taxa de incidência de amputados produzidos na Índia por ano. Estes dados indicam que a taxa de incidência é mais elevada nas zonas rurais e que, anualmente, o número de amputados do sexo masculino é cinco a seis vezes superior ao número de amputados do sexo feminino. Todos os anos, cerca de 23.500 amputados são acrescentados à população de amputados na Índia, dos quais 20.200 são homens e 3.300 são mulheres.

c) Idade de início:

A Figura 5 mostra também a distribuição dos amputados com 60 anos ou mais pela idade em que sofreram a amputação. O padrão é diferente nas zonas rurais e urbanas. O número de pessoas que se tornam deficientes continua a aumentar com a idade nas zonas rurais, mas nas zonas urbanas o pico é atingido entre os 30 e os 44 anos e, depois disso, a proporção volta a diminuir. A taxa mais elevada entre os idosos nas zonas rurais deve-se provavelmente ao facto de poderem continuar a fazer trabalhos manuais em idades mais avançadas e, além disso, não receberem bons cuidados médicos quando se lesionam. No entanto, não é necessário que os padrões continuem a ser os mesmos que os apresentados na Figura 4, uma vez que estes dados se referem a pessoas com 60 anos ou mais, e que muitas delas já sofreram deficiências há muito tempo.

d) Causa:

A Figura 6 mostra as causas de amputação nas zonas rurais e urbanas. Quase 60% dos amputados se enquadram nas categorias "outras doenças" e "outras causas" e, portanto, essas estatísticas não dão uma visão completa da causa. Para o país como um todo, apenas 11% de todas as amputações (47.000) são devidas à hanseníase, e de acordo com os dados da NSSO, 6,6% das pessoas com membros deformados (143.000) são devidas à hanseníase. **(National Sample Survey Organization, Report on survey of disabled Persons, 1983)** Considerando que o número de pacientes de hanseníase na Índia é de milhões, esses números parecem ser baixos. As lesões parecem ser uma das principais causas de incapacidade, sendo responsáveis por pelo menos 100.000 (23%) dos amputados. O número é provavelmente maior, pois é possível que muitas das amputações devidas a ferimentos possam estar escondidas na categoria "outras doenças" e "outras causas". Alguns mecanismos de lesão incluem ferimentos de guerra/batalha causados por explosivos de projécteis, engenhos explosivos improvisados (IEDs), granadas, IEDs suicidas transportados por veículos, ferimentos de bala, etc. Atualmente, não existem estatísticas que forneçam pormenores sobre as origens das lesões que resultam em amputações.

e) Contexto socioeconómico:

Os dados do NSSO divulgados até à data não indicam o contexto socioeconómico das pessoas com deficiência. No entanto, os profissionais que lidam com os deficientes, especialmente os amputados, referem que a grande maioria deles provém de famílias muito pobres. As estatísticas do All India Institute of Physical Medicine and Rehabilitation, em Bombaim, indicam que pelo menos 44% dos doentes provêm de famílias com rendimentos inferiores a 200 rupias (a taxa de câmbio em março de 1986 era de 12,5 rupias indianas para 1 dólar americano) por mês e outros 44% com rendimentos entre 400 e 600 rupias por mês. **(Establishment of Limb fitting Centre, 1980)** Resultados semelhantes são relatados por Sahasrabudhe e Sancheti. **(Sahasrabudhe et al 1979)** Na sua amostra de deficientes de 22 aldeias do distrito de Pune, 27% estavam desempregados e 87% pertenciam a famílias com rendimentos per capita inferiores a 70 rupias por mês. A diferença entre os dois estudos deve-se provavelmente ao facto de, em média, os doentes de um hospital urbano serem provavelmente mais ricos do que as pessoas com deficiência identificadas nas aldeias. Na Índia, como 80% dos amputados provêm de zonas rurais onde os rendimentos médios são baixos, a maioria das famílias não tem recursos para os ajudar financeiramente. Mesmo nos países com rendimentos elevados, os deficientes tendem a vir de famílias com baixos rendimentos. **(Spencer 1979)** Isto deve-se em parte ao facto de os próprios deficientes poderem ter baixos rendimentos ou serem muito idosos.

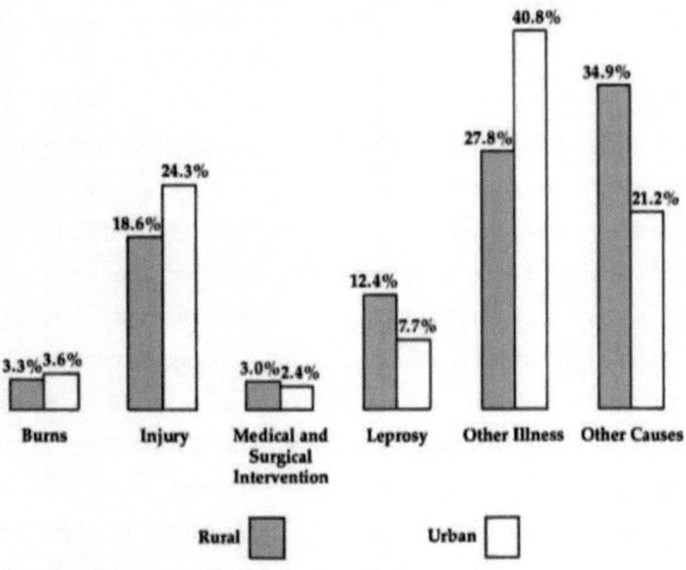

Figura 1. Causa de Amputação na Área Rural e Urbana

Prevalence of Amputees in India by Sex in Rural and Urban Areas*

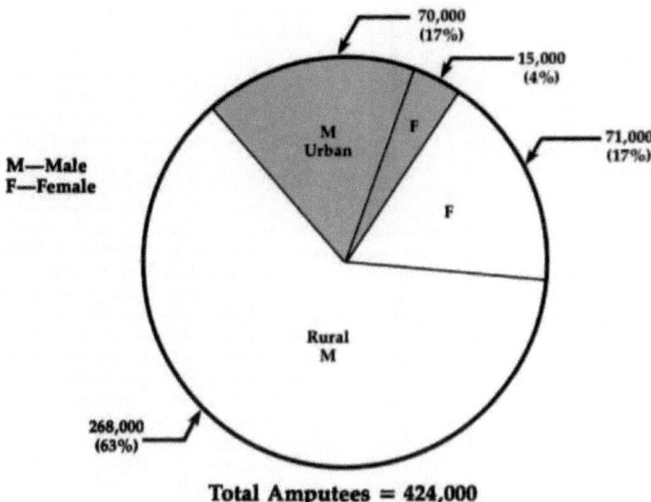

a) Number of amputees by sex and location

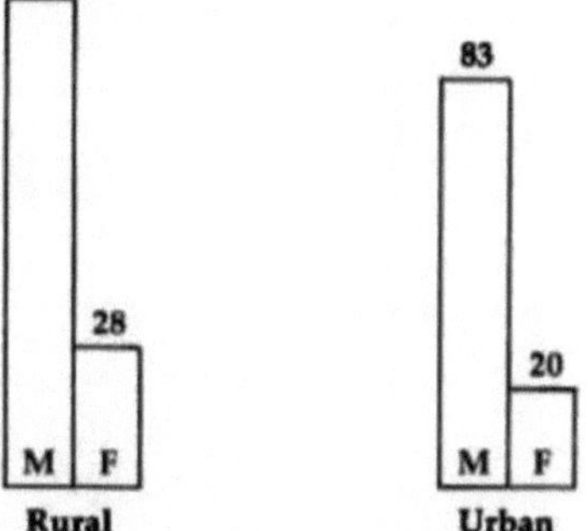

b) Prevalence rates per 100,000 population

(Source: NSSO, report on survey of disabled persons, 1983)

Figura 2. Prevalência de amputados na Índia; a) Por sexo e localização, b) Por 100.000 habitantes.

Number of Amputees and Prevalence Rates in Various States of India

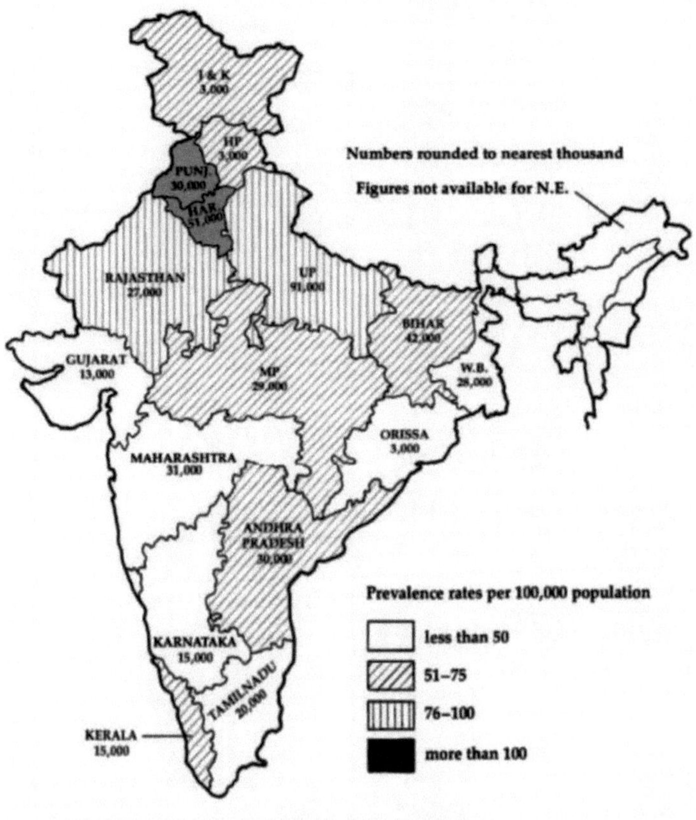

(Source: NSSO, report on survey of disabled persons, 1983)

Figura 3. Número de Amputados e Taxas de Prevalência em Vários Estados da Índia

Amputees Produced in One Year in India Grouped by Sex, and Geographic Location

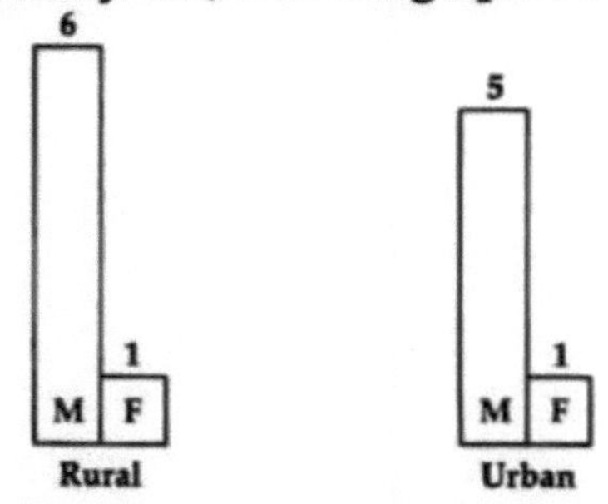

Incidence rate per 100,000 population per year

	Male	Female
Rural	16,000	2,600
Urban	4,200	700

Total: 23,500

Total number of amputees produced per year

(Source: NSSO, report on survey of disabled persons, 1983)

Figura 4. Total de amputados agrupados por sexo e localização

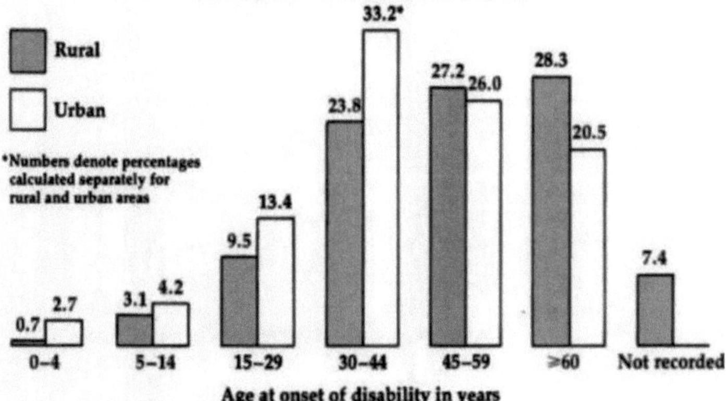

Figura 5. Distribuição dos amputados por idade

HISTÓRIA DO BRAÇO PROTÉTICO

A história das próteses e da cirurgia de amputação começou nos primórdios do pensamento médico humano. As suas voltas e reviravoltas históricas acompanharam o desenvolvimento da ciência médica, da cultura e da própria civilização. As próteses foram desenvolvidas para função, aparência cosmética e para proporcionar uma sensação psicológica de plenitude. As necessidades destes doentes existem desde o início dos tempos até à atualidade. É difícil determinar os primeiros indícios do reconhecimento da deformidade e da preocupação com a reabilitação por parte da humanidade. Muitas civilizações antigas não tinham registos escritos e a história era registada oralmente em poemas, sagas e canções.

As próteses das culturas antigas começaram por ser simples muletas ou taças de madeira e couro, como se pode ver em algumas das primeiras cerâmicas recuperadas. Esta evolução deu origem a um tipo de muleta modificada ou perna de pau para libertar as mãos para o trabalho. Uma perna de pau de encaixe aberto tinha panos de tecido para amolecer a tíbia e o perónio distais e permitir uma grande amplitude de movimentos. Estas próteses eram muito funcionais e incorporavam muitos princípios protéticos básicos. Foram encontrados membros protésicos feitos de fibra nos invólucros de múmias egípcias, que eram provavelmente uma criação dos sacerdotes funerários e não um dispositivo funcional. **(Prahlad 2006)** De facto, foi encontrado em França um desenho datado de 500 a.C. que mostra um homem a trabalhar num campo com um suporte de madeira debaixo do joelho (International Rehabilitation News, 2000). Esta informação mostra que, tal como nos países actuais, a capacidade de mobilidade era uma necessidade e não uma opção.

A primeira prótese conhecida foi descoberta no Cairo, Egito, e data de 950 a.C. Aí, uma mulher mumificada de nascimento nobre, estimada na casa dos 50 anos, foi encontrada com um dedo grande do pé protético construído em madeira e couro, que até apresentava uma unha esculpida - o que foi considerado como o início da replicação do original, tanto quanto possível.**(Megan 2013)**

As primeiras verdadeiras ajudas à reabilitação reconhecidas como próteses foram feitas nas três grandes civilizações ocidentais do Egito, Grécia e Roma. Com o nascimento destas três grandes civilizações, surgiu o desenvolvimento da abordagem científica da medicina e, subsequentemente, da ciência protética. A Idade Média produziu próteses para combate e para esconder deformidades. O Renascimento surgiu mais tarde e revitalizou o desenvolvimento científico iniciado pelos antigos. Os aperfeiçoamentos subsequentes na medicina, cirurgia e ciência protética melhoraram muito a cirurgia de amputação e a função das próteses.

Durante a Idade Média, quando as batalhas envolviam espadas e armas de esmagamento, a perda de um membro não era invulgar, dando origem a uma nova era no design de próteses. Estes dispositivos eram frequentemente construídos em ferro e começaram a apresentar elementos funcionais, tais como um local para segurar um escudo durante o combate. Durante o mesmo período, começou a surgir a utilização de pernas de madeira ou de pégaso e de mãos de metal em gancho por homens do mar, uma vez que estes materiais estavam facilmente disponíveis nos navios. **(Hernigou 2014)**

No século XV, não existiam muitas alternativas protéticas disponíveis para os amputados, exceto as básicas pernas de pau e ganchos para as mãos. Só os ricos podiam dar-se ao luxo de mandar fazer próteses. Durante esta época, houve um aumento da utilização do metal para o fabrico de armaduras.

Os cavaleiros tinham próteses feitas pelos seus ferreiros para serem utilizadas em combate. Algumas destas próteses eram bastante avançadas, mas eram normalmente pesadas, incómodas e só funcionavam em combate.

Os braços estavam sempre preparados para segurar os escudos e as pernas para montar nos estribos, mas não para as funções quotidianas, como caminhar. Quando os cavaleiros regressavam a casa, usavam normalmente pernas de pau ou ganchos de mão para as funções quotidianas. As próteses eram mais cosméticas do que funcionais; destinavam-se a esconder a desgraça e a fraqueza da derrota noutras batalhas. Os fabricantes de armaduras faziam com que as próteses parecessem extensões da armadura original do cavaleiro. **(Sellegren 1982)** Embora tivessem um grande conhecimento do corpo humano, pouco sabiam sobre como criar uma prótese funcional. Por fim, estes hábeis artesãos criaram a primeira articulação metálica do joelho para o amputado acima do joelho.

Muitas das próteses desenvolvidas durante os anos 1600 eram meros aperfeiçoamentos de dispositivos anteriores do tipo armadura. Eram volumosas e pesadas, mas gradualmente ganharam mais funcionalidade. Alguns destes dispositivos mostram contribuições de outros artesãos, como os relojoeiros, que integraram funções internas mais complexas, incorporando molas e engrenagens. Estas próteses apresentavam uma maior funcionalidade e o foco deixou de ser a abordagem estética anterior.

De 1600 a finais de 1700, assiste-se a grandes melhorias dos princípios protésicos e cirúrgicos estabelecidos no Renascimento. A invenção do torniquete, da anestesia e dos medicamentos de combate às doenças trouxe a medicina para a era moderna. Também tornou a amputação uma medida curativa aceite, em vez de um último esforço para salvar a vida. O cirurgião teve tempo para tornar os membros residuais mais funcionais, o que permitiu ao protésico fabricar próteses melhores.

No século XVI, Ambroise Paré - o cirurgião oficial da realeza francesa que se especializou em medicina de campo de batalha - inventou próteses de pernas com equipamento de fixação especial e joelhos de bloqueio, mãos protéticas articuladas e próteses oculares feitas de metais preciosos. No final do século XVII, um cirurgião holandês, Pieter Verduyn, deu mais um passo em frente, criando uma prótese para a parte inferior da perna que incorporava dobradiças únicas para articulação e movimento, bem como uma braçadeira de couro que proporcionava um método melhorado de fixação à perna. Estas inovações pioneiras de ambos os homens influenciariam o desenvolvimento de próteses durante gerações.

O principal obstáculo ao progresso durante os dois séculos seguintes foi a gestão da dor, que complicou a capacidade dos médicos de preparar corretamente os membros amputados para a colocação de próteses. Na década de 1840, com o advento da anestesia gasosa e a melhoria da esterilização, o tempo de cirurgia foi prolongado, permitindo aos médicos a oportunidade de efetuar a amputação com maior precisão. Como resultado, o uso de próteses começou a crescer e a taxa de sucesso dos pacientes aumentou rapidamente. Em 1857, William Selvo patenteou um braço protético que utilizava o movimento muscular do braço oposto e funcional para ativar a prótese. Um sistema de correias e cordas permitia ao utilizador acionar os dedos da prótese, embora de forma desajeitada, fazendo-os abrir e fechar. **(Amos 2012)**

A revolução industrial trouxe o avanço das próteses, alimentado pelo dinheiro disponível para os amputados após a Guerra Civil Americana. Após a Segunda Guerra Mundial, muitos soldados regressaram sem membros e as pessoas tornaram-se mais conscientes dos problemas que estes soldados enfrentavam quando tentavam regressar a um estilo de vida normal. Com um número crescente de amputados e uma maior consciencialização, isto forçou o desenvolvimento de próteses funcionais para as massas.

Embora os avanços nos materiais e nos designs tenham melhorado significativamente a destreza e a versatilidade das próteses actuais, os seus componentes essenciais permaneceram praticamente os mesmos.

Dito isto, não são de forma alguma produzidos de forma padronizada. Em vez disso, cada uma deve ser personalizada para o utilizador e baseia-se numa variedade de factores, incluindo o tipo de amputação, a estrutura muscular e esquelética restante e o tamanho do corpo. Os avanços na medição e na criação de representações digitalizadas de pacientes melhoraram drasticamente o processo de personalização de próteses, mas nenhum membro artificial é perfeito logo que sai da caixa.

Normalmente, o encaixe é ajustado ou modificado nas primeiras semanas após a amputação devido a alterações no tamanho do membro residual e a uma redução do inchaço ou da atrofia muscular no local da ferida. A fisioterapia é também um aspeto fundamental da utilização de próteses, uma vez que a forma como o corpo se acomoda ao membro artificial, bem como a adaptação psicológica, é frequentemente o maior obstáculo para os doentes.

Estas próteses funcionais ainda não eram de modo algum confortáveis de usar, mas o utilizador tinha muito mais mobilidade e independência com a utilização deste dispositivo. De membros pesados e imóveis a membros mais leves e funcionais, as próteses percorreram um longo caminho. Atualmente, os materiais modernos, como os plásticos, a fibra de carbono e os metais fortes, mas leves, como o titânio e o alumínio, são resistentes à água e suportam melhor os ambientes adversos. Estes materiais são agora amplamente utilizados, juntamente com designs avançados, que permitem ao doente gastar menos energia.

A tecnologia atual transcendeu a natureza puramente mecânica das próteses e elevou-a ao nível da biomecânica. Os sensores electrónicos incorporados em próteses avançadas permitem agora um nível de destreza e funcionalidade nunca antes imaginados. Não só mudou a forma como os militares feridos se adaptam à vida no seu país, como também, por vezes, lhes permite voltar a servir o nosso país, mesmo depois de sofrerem uma perda traumática.**(Erin 2006)**

Os princípios protéticos fundamentais comprovados nunca estão desactualizados, apenas os métodos para os realizar são aperfeiçoados. As ideias são infinitamente recicladas do passado. Conceitos que podem ter sido impraticáveis na altura da sua criação, tornam-se possíveis com o desenvolvimento de materiais e tecnologia.

Os dispositivos atualmente disponíveis para os amputados enquadram-se geralmente numa de três categorias: cosméticos, movidos pelo corpo ou eléctricos. Os dispositivos eléctricos não estavam disponíveis antes de 1964, quando foi desenvolvida a primeira prótese mioeléctrica, enquanto os dispositivos cosméticos e corporais estão disponíveis há muito mais tempo.

Os dispositivos cosméticos existem desde a antiguidade e são peças estáticas que são moldadas e pintadas para se parecerem com uma mão, embora tenham um objetivo pouco funcional. Os dispositivos movidos pelo corpo têm sido amplamente utilizados há mais de cem anos e são compostos por cabos, normalmente um par, ambos ligados a um arnês de ombro usado pelo utilizador, de modo a que o movimento adequado do ombro (por exemplo, flexão do ombro e abdução da escápula) gere uma excursão do cabo. Os dispositivos movidos pelo corpo são vantajosos na medida em que são altamente robustos, de baixo custo e capazes de oferecer alguma medida de feedback propriocetivo ao utilizador, o que está geralmente ausente nos dispositivos cosméticos e eléctricos.

Os dispositivos mioeléctricos são alimentados por motores eléctricos comandados por um sinal derivado de um par de eléctrodos EMG de superfície bipolares ligados a pares de músculos antagonistas. Normalmente, nos sistemas de próteses de múltiplas articulações, o utilizador utiliza um sinal de co-contração (em que ambos os músculos antagonistas são acionados simultaneamente) para alternar entre o controlo de uma mão, pulso e cotovelo, conforme necessário. Uma vez que os motores eléctricos são tradicionalmente de grandes dimensões e com baixa densidade de potência, as próteses eléctricas mais antigas tendem a ser tão simples quanto possível do ponto de vista mecânico, incorporando o menor número possível de graus de liberdade (DOF). No entanto, nos últimos 15 anos, os avanços na tecnologia dos motores, do processamento e das baterias permitiram o desenvolvimento de mãos multigarras como uma melhoria dos dispositivos de DOF único. Para além dos protótipos de investigação, várias empresas de próteses (como a i-Limb, a RSL Steeper e a Otto Bock) lançaram dispositivos comerciais para proporcionar estes benefícios à comunidade de amputados. Estas mãos têm muito mais DOFs e graus de atuação (DOAs) do que os dispositivos terminais anteriores e a articulação e o controlo adicionais que proporcionam têm o potencial de melhorar consideravelmente a preensão e a manipulação de objectos.

a) MÃO DE FERRO

Um dos primeiros registos de uma prótese de mão foi descrito em 77 d.C. pelo erudito romano Plínio, o Velho, na sua enciclopédia Naturalis Historia. Depois de perder uma mão na Segunda Guerra Púnica (218-201 a.C.), Marcus Sergius, um general romano, recebeu uma prótese que lhe permitiu regressar com sucesso à batalha. [Entre os exemplos mais famosos de uma prótese de mão antiga encontra-se a mão de ferro do cavaleiro alemão Gotz von Berlichingen. Depois de Gotz ter perdido a mão durante o cerco de Landshut (cerca de 1505), na Baviera, um artesão fabricou-lhe uma mão de ferro com dígitos que podiam ser flexionados e estendidos passivamente nas articulações metacarpofalângicas, interfalângicas proximais e interfalângicas distais , bem como na articulação interfalângica do polegar. (Figuras 8 e 9)

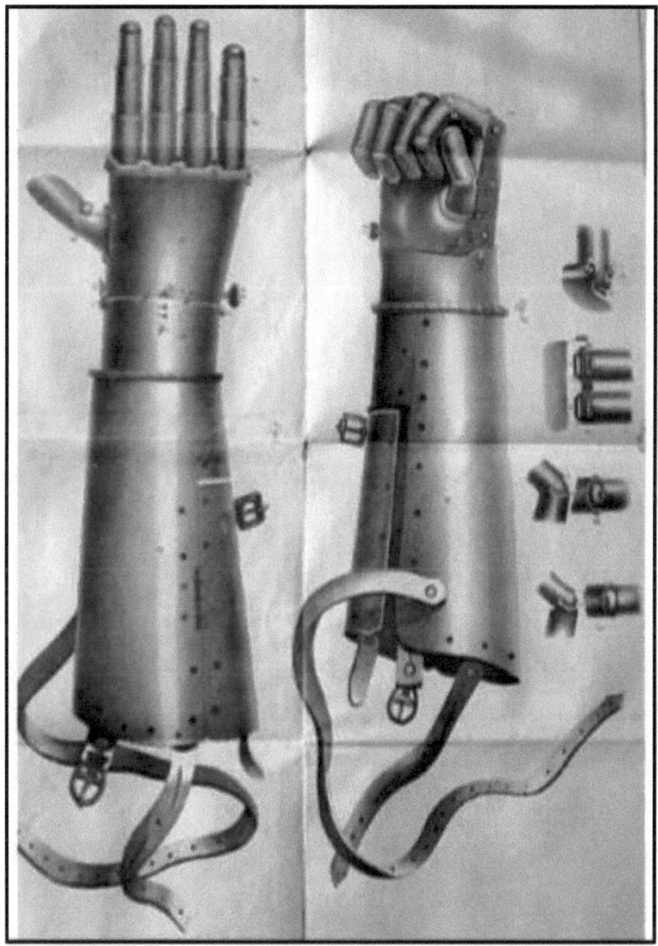

Figura 8. A mão de ferro de Gotz von Berlichingen

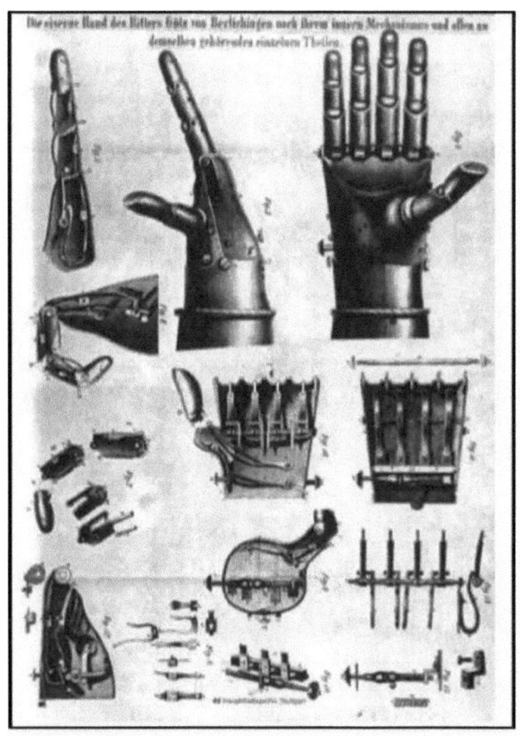

Figura 9. Ilustração dos componentes da prótese de mão medieval de Gotz

Uma das primeiras descrições de uma prótese de mão não-combativa foi feita em 1600 pelo cirurgião italiano Giovanni Tommaso Minadoi, que descreveu um amputado que podia tirar o chapéu, desatar uma bolsa e até escrever com uma pena. **[Putti et al. 1925]** No século XVI, o cirurgião militar francês Ambroise Paré desenhou o primeiro projeto pormenorizado de uma mão protésica com mola, apelidada de= Le Petit Lorrain', em homenagem ao artesão que a fabricou. (Figura 10) Paré também desenhou uma prótese de braço para uma amputação acima do cotovelo. (Figura 11) **[Pare et al.**

1585]

Apesar de serem pesadas e exigirem o controlo da mão contralateral intacta de um amputado, as primeiras próteses de mãos conseguiram restaurar a capacidade de um cavaleiro segurar um escudo ou uma arma em batalha. Estas próteses eram cuidadosamente fabricadas com a forma e o aspeto de mãos humanas, em vez de serem simples instrumentos inanimados para segurar objectos. No entanto, os relatos sobre as primeiras próteses de mãos são raros porque os traumatismos graves inevitavelmente em hemorragias e infecções e só os ricos podiam comprar esses dispositivos personalizados.

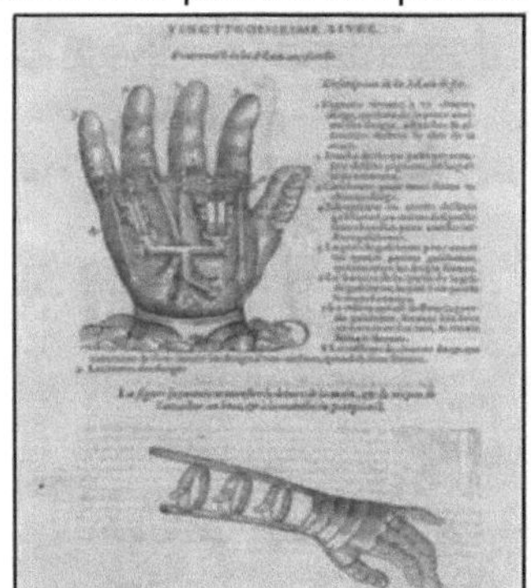

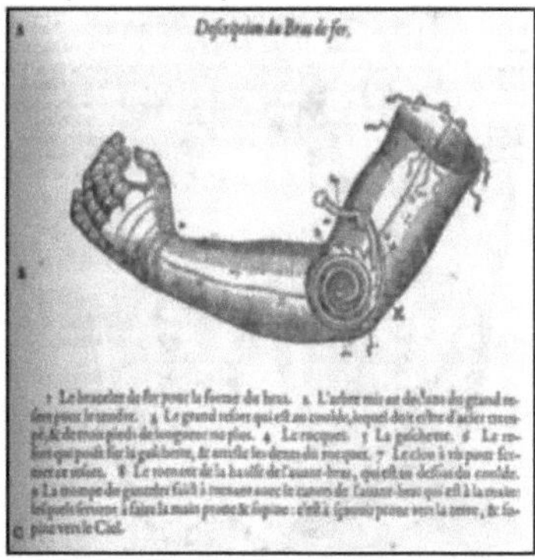

Figura 10. Ambroise Paré **Figura 11.** Descrição da ilustração de Paré do desenho do braço de ferro= Le Petit para uma amputação do cotovelo da mão protética de Lorrain

b) *PRÓTESES MOVIDAS PELO CORPO*

O conceito de uma prótese =automática' do membro superior movida pelo corpo foi criado pelo dentista alemão Peter Baliff em 1818. **[Meier 2004]** Utilizando a transmissão de tensão através de tiras de couro, o dispositivo de Baliff permitia que os músculos intactos do tronco e da cintura escapular provocassem movimentos num dispositivo terminal ligado ao coto de amputação. Pela primeira vez, um amputado era capaz de operar a sua prótese com movimentos fluidos do corpo, em vez de a operar como um objeto estranho distinto. Em 1916, o cirurgião alemão Dr. Ferdinand Sauerbruch descreveu o seu projeto de prótese com dígitos controlados por transmissão de movimentos musculares do braço. (Figura 12) **[Sauerbruch 1916]**

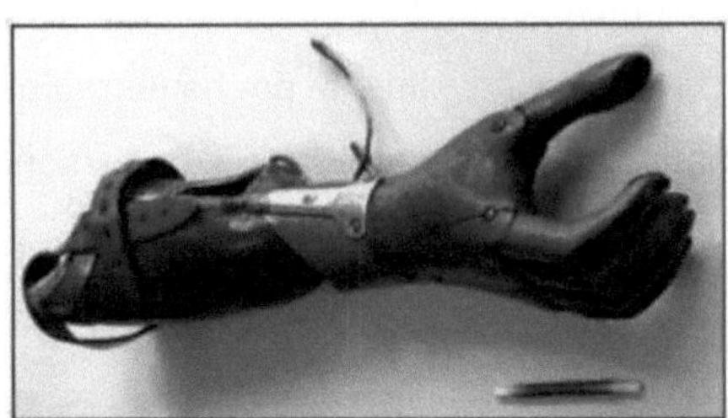

Figura 12. Desenho da mão protética Sauerbruch[1]S

A Primeira Guerra Mundial (1914 a 1918) resultou na distribuição de próteses com encaixes e um dispositivo terminal universal que permitia a fixação de várias ferramentas de trabalho. (Figura 13) Durante a Segunda Guerra Mundial (1939 a 1945), a melhoria do controlo de choques e os antibióticos salvaram vidas, mas resultaram em 3475 amputados de membros superiores nos EUA. **[Petri 2002]** A enorme procura de membros artificiais levou à criação de um Comité de Investigação e Desenvolvimento de Próteses nos EUA em 1945 e da Associação Canadiana de Próteses e Ortopedia em 1955. **[Childress 1985]** A tragédia da talidomida (1958-1962) deu origem ao nascimento de muitas crianças com membros encurtados, o que impulsionou ainda mais a procura e o investimento em próteses

melhoradas. **[Gaine et al. 1997]**

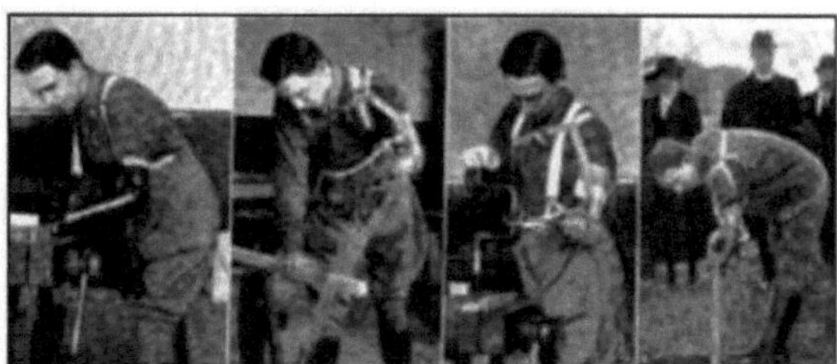

Figura 13. A capacidade de intercâmbio dos dispositivos terminais permitiu a realização de vários trabalhos com uma prótese corporal eléctrica.

Em 1948, foi introduzida a prótese corporal com cabo Bowden, substituindo as correias volumosas por um cabo elegante e resistente. Apesar dos novos materiais e do melhoramento da técnica, as próteses actuais são essencialmente adaptações do desenho de Bowden. (Figura 7)

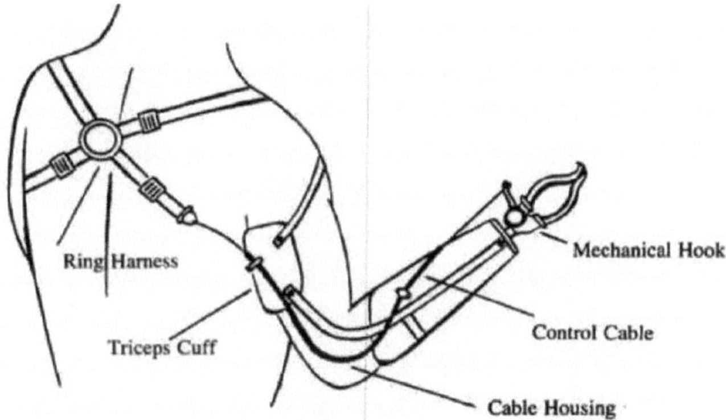

Figura 14. Prótese eléctrica de corpo com cabo Bowden

Duráveis, portáteis e relativamente acessíveis, as próteses movidas pelo corpo permitem ao utilizador uma impressionante amplitude de movimentos, velocidade e força na operação de um dispositivo terminal - mais frequentemente um gancho de duas pontas - alterando a tensão num cabo através de movimentos preservados do ombro e do corpo. Embora o uso prolongado possa ser desconfortável, as tarefas motoras complicadas sejam limitadas e a aparência não seja semelhante à humana, as próteses movidas pelo corpo são amplamente utilizadas. **[Ostlie et al. 2012]** ***c)***

TECNOLOGIA ROBÓTICA PRÓTESES MIOELÉCTRICAS

Em 1919, um livro alemão intitulado Ersatzglieder und Arbeitshilfen (Substitutos dos membros e auxiliares de trabalho) continha projectos conceptuais para as primeiras próteses alimentadas externamente, utilizando energia pneumática e eléctrica
fontes. (Figuras 15)

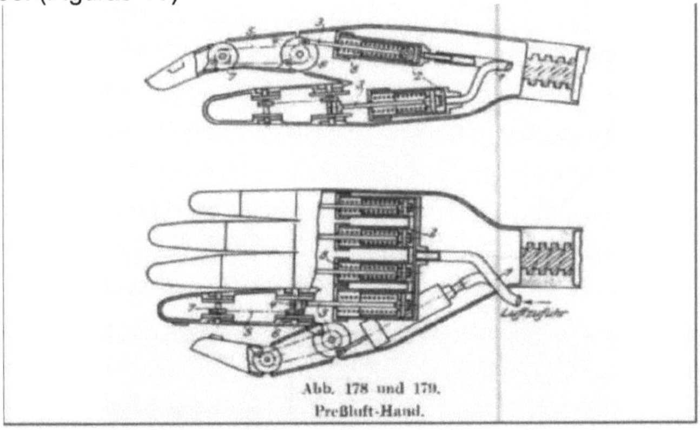

Figura 15. Mão protética antiga movida a gás comprimido

A primeira prótese mioeléctrica clinicamente significativa foi revelada pelo cientista russo Alexander Kobrinski em 1960. A utilização de transístores reduziu o volume e permitiu a portabilidade do dispositivo, com as baterias e os componentes electrónicos colocados num cinto e ligados à prótese por fios. A prótese também incluía uma luva cosmética de borracha da cor da pele. **[Sherman 1964]** Embora vendida na Grã-Bretanha e no Canadá, esta

=A 'Mão Russa' tinha vários problemas: era pesada, o movimento era lento, a força de aperto era fraca, as ligações dos fios eram susceptíveis de se danificarem e as interferências eléctricas comprometiam a fiabilidade. **[Scott 1992]**

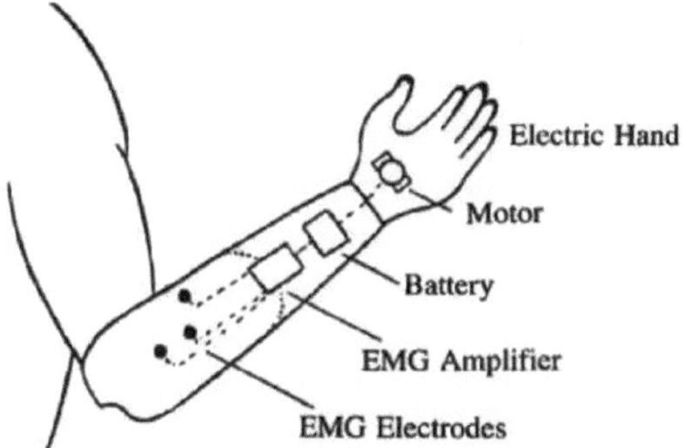

Figura 16. Prótese mioeléctrica abaixo do cotovelo controlada por EMG/potenciais electromiográficos dos músculos residuais no coto de amputação

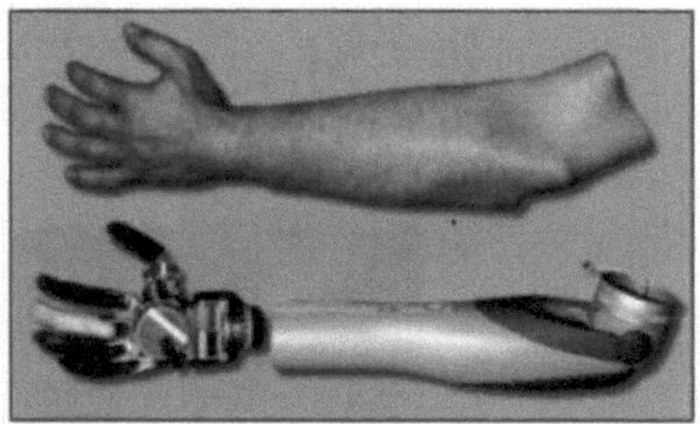

Figura 17. A prótese mioeléctrica pode ser coberta com sobreposições de pele de silicone realistas, concebidas para corresponder ao tamanho, pele, tom, distribuição do cabelo e outras

caraterísticas do amputado

Na década de 1980, as próteses mioeléctricas estavam a ser utilizadas em centros de reabilitação em todo o mundo e, atualmente, são uma opção comum para amputados (Figura 16, 17) **[Behrend et al. 2011]**. A melhoria dos materiais permitiu designs mais leves e ergonómicos, enquanto a energia evoluiu de gás comprimido para baterias recarregáveis de níquel-cádmio **[Scott et al. 1988]**. No entanto, ao contrário das próteses movidas pelo corpo, as próteses mioeléctricas são alimentadas externamente e têm de ser recarregadas regularmente **[Edeer et al. 2011][McFarland et al. 2 010]**

Apesar da disponibilidade generalizada, a tecnologia mioeléctrica é cara e pode não ser coberta pelos planos de seguro. Na década de 1990, uma prótese mioeléctrica com um dispositivo terminal custava cerca de seis vezes mais para um amputado abaixo do cotovelo do que uma prótese movida pelo corpo, pelo que era acessível sobretudo a pessoas de famílias com rendimentos elevados.

d) OUTROS PRÓTESES DO LIMBO SUPERIOR

Os amputados da extremidade superior ficam muitas vezes desapontados com as próteses que recebem, tanto no que diz respeito às caraterísticas estéticas como funcionais. As versões cosméticas mais frequentemente utilizadas não abrem o suficiente para segurar muitos objectos comuns, nem se flectem o suficiente para segurar pequenos objectos com firmeza. Este facto limita o seu alcance funcional. Um trabalhador manual necessitará provavelmente de uma mão funcional para substituir mesmo a mão não dominante. Para outros, uma mão cosmética será provavelmente um substituto adequado, pelo menos para a mão não dominante. Os amputados unilaterais geralmente acham mais fácil aprender a usar a mão não dominante do que usar uma mão protética funcional. Os amputados bilaterais são muitas vezes melhor servidos por uma mão funcional com um gancho como dispositivo terminal e uma mão cosmética.

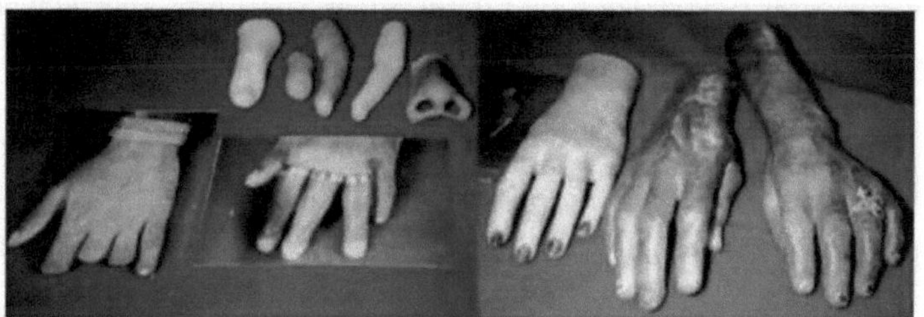

Figura 18. Variações cosméticas da prótese de mão

Uma prótese de mão pode ser activada e operada através da energia do corpo ou de uma fonte de energia externa (por exemplo, pilhas). As mãos mioeléctricas funcionam através do contacto com eléctrodos na tomada, mas são raras nos países em desenvolvimento, pois são muito caras e requerem reparações e manutenção frequentes. São utilizadas em alguns países, como a China, mas a sua utilidade a longo prazo ainda não foi estabelecida, uma vez que o seu custo é frequentemente elevado. Atualmente, o único fabricante de mãos electrónicas nos países em desenvolvimento é a Nevedac Prosthetic Centro em Chandigarh, Índia

i) Braço eletrónico Nevadac

A procura do braço eletrónico Nevedac surgiu na sequência do número crescente de amputações resultantes de acidentes na utilização de máquinas agrícolas, como debulhadoras e ceifeiras, bem como de pessoas afectadas pela poliomielite. O braço eletrónico Nevedac (Figura 19) é fabricado com materiais e componentes indígenas, facilmente disponíveis em muitos dos países do terceiro mundo. Em comparação com os braços e mãos mecânicos convencionais, estas próteses são muito mais confortáveis, são mais fáceis de operar e os dedos funcionam num movimento mais fluido. A mão do braço Nevadac é mais barata do que uma mão mioeléctrica, mas igualmente eficaz.

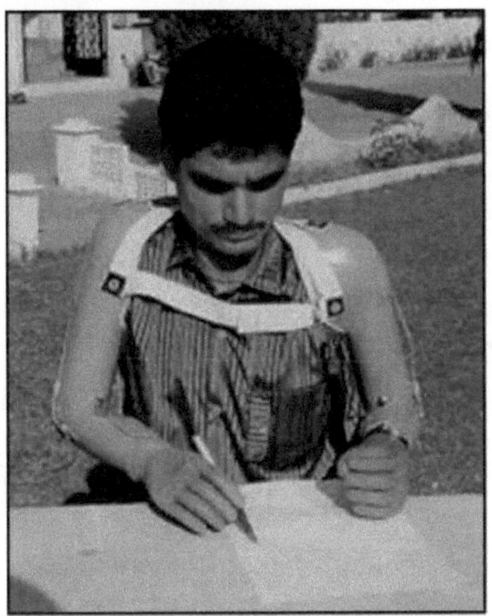

Figura 19. Braço do Nevedac

O sistema de controlo por interrutor do braço eletrónico Nevedac tem sido utilizado desde 1994 com resultados satisfatórios, especialmente para amputados bilaterais do braço. O braço Nevadac é alimentado por uma bateria recarregável incorporada. Recarregada diariamente, a bateria tem uma esperança de vida de cerca de dois anos. Cada braço também vem com um carregador de bateria, uma bateria extra e um microinterruptor de reserva. Este braço é muito fiável e apenas são necessários pequenos ajustes ou substituições dos microinterruptores.

ii) Prótese de suporte sem encaixe

Um encaixe requer frequentemente um acompanhamento frequente, o que constitui uma dificuldade acrescida para os amputados que têm de se deslocar a uma comunidade distante para receberem cuidados protéticos. A garantia de um resultado protético bem sucedido é extremamente importante. Pesando menos de 50% de um sistema de encaixe padrão, a tecnologia protética sem encaixe preserva a energia do utilizador para a tarefa desejada, e não para mover o encaixe. Esta tecnologia também permite a transferência de calor, reduzindo o desconforto diário e a rutura secundária da pele.

A prótese de suporte sem soquete (Figura 20) utiliza uma estrutura metálica contornada ao antebraço restante. É colocada uma almofada de reação sobre o rádio distal e o dispositivo é fixado com uma cinta de velcro circunferencial. O dispositivo terminal é aparafusado distalmente à estrutura metálica e é utilizada uma braçadeira de tríceps juntamente com o arnês normal.

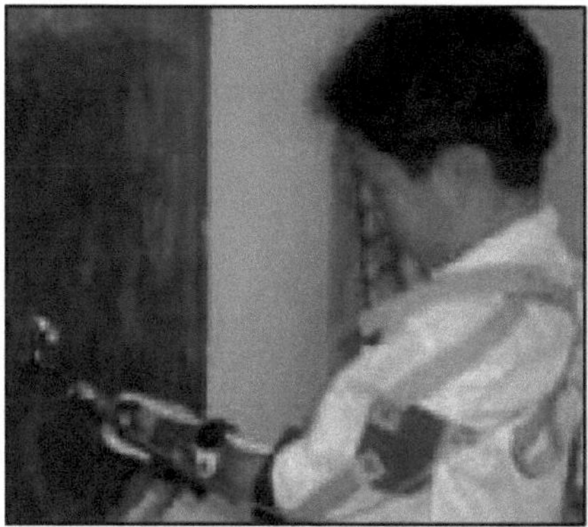

Figura 20. A prótese de suporte sem encaixe

iii) Mão protética subactuada (UAPH)

A UAPH é uma mão de baixo custo e foi concebida exclusivamente para utilizadores em países em desenvolvimento. Tanto a estrutura como o acionamento desta mão estão fortemente integrados. O acionamento é realizado pelos tendões,

que estão ligados e são suportados pelo ombro do doente. Estes tendões estão inseridos numa matriz elastomérica que lhes confere resistência e rigidez. A palma da mão é sustentada por uma placa de madeira de forma adequada que regula o espaçamento dos tendões e contém corredores de baixa fricção através dos quais os tendões passam.

A forma da prótese é baseada numa mão humana real para um aspeto mais natural. O modelo usa uma luva de algodão que é mergulhada num balde de gesso (Figura 21). O molde é moldado segurando um cilindro com um diâmetro adequado, como uma garrafa de plástico. O molde é seco com ar quente, depois é retirado e cortado ao meio. Em seguida, marca-se o molde com linhas de referência para facilitar a sua posterior junção.

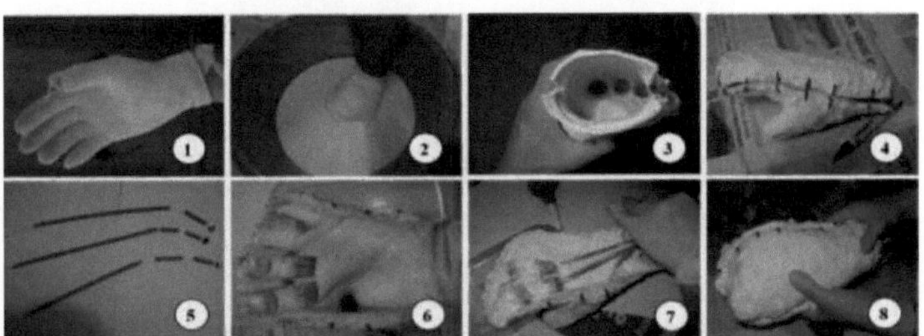

Figura 21. Fabrico de uma mão protésica subactuada

Os tendões são colocados na metade inferior, pedaços de cortiça são fixados ao longo de cada dedo para criar as articulações de flexão.

Em seguida, o polímero elastomérico é moldado no interior das metades para formar a matriz estrutural da mão. Uma vez incorporada a palma de madeira, as duas metades do molde são então fechadas, alinhando corretamente as linhas de referência.

A ponta de cada dedo está ligada à placa triangular por um tendão (Figura 22). Quando a placa triangular é puxada pelo ombro do utilizador, cada tendão desliza para dentro da sua bainha e fecha a mão. A quantidade de movimento de cada tendão, em relação à sua bainha, depende da forma do objeto agarrado. A mão realizada é capaz de agarrar objectos de diferentes tamanhos.

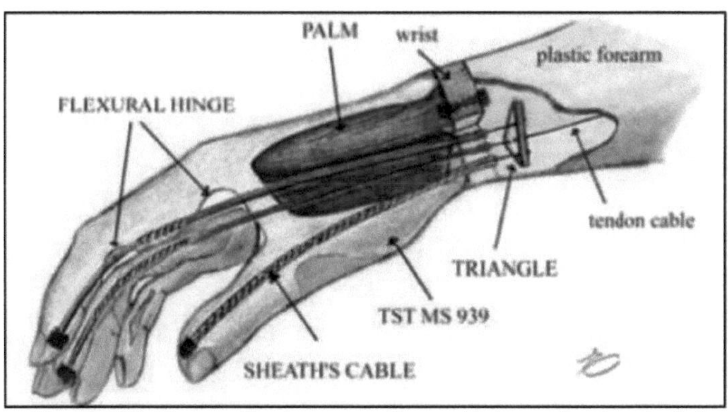

Figura 22. Conceção de uma mão protésica subactuada ***iv)***

Mão protética endosqueletal sem luvas

As mãos protéticas actuais, embora funcionais, têm potencial para serem significativamente melhoradas. A mão protésica endosqueletal sem luvas (Figura 23) é um novo desenho que é mais leve, menos dispendioso e mais funcional do que as mãos actuais. A nova prótese apresenta um endosqueleto incorporado numa espuma auto-esfoliante que proporciona um aspeto e uma sensação realistas e evita a necessidade de uma luva cosmética separada. Esta nova prótese pode agarrar com segurança objectos de várias formas e tamanhos. Em comparação com as mãos actuais, o peso foi reduzido em cerca de 50% e a excursão do cabo necessária para a flexão total dos dedos em mais de 50%. A nova prótese endosqueletal requer aproximadamente 12-24% menos força para agarrar uma variedade de objectos do dia a dia, em grande parte devido à sua aderência adaptável. As estimativas de custos de produção revelam que a nova prótese é significativamente mais barata do que as mãos protésicas actuais. O objetivo da conceção desta mão protésica em particular era resolver estas deficiências, aumentando a função e o aspeto e diminuindo simultaneamente o custo e o peso .

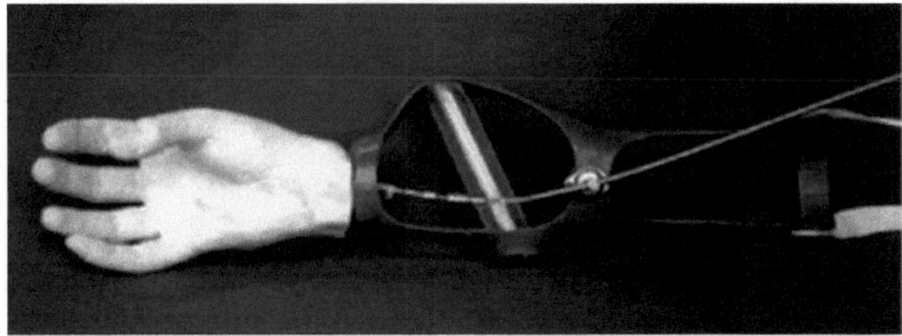

Figura 23. A mão protética endosqueletal sem luvas

O design imita a aparência e as caraterísticas de movimento da mão humana, e o endosqueleto rodeado por espuma auto-revestida provou ser uma solução viável. O endoesqueleto é composto por quatro dedos activos (Figura 24), cada um capaz de se dobrar nas articulações metacarpofalângica (MCP), interfalângica proximal (PIP) e interfalângica distal (DIP). O endosqueleto contém um polegar passivo que pode ser posicionado pelo utilizador para proporcionar diferentes capacidades de preensão, potência e precisão. Os dedos permanecem estendidos até que o cabo do arnês seja deslocado. O acionamento do cabo do arnês provoca a flexão dos quatro dedos contra o polegar estacionário. Ao soltar o cabo, os dedos estendem-se, abrindo o punho. Este mecanismo de fecho voluntário oferece a vantagem da preensão graduada, permitindo ao utilizador variar a força de preensão em função da força do cabo do arnês.

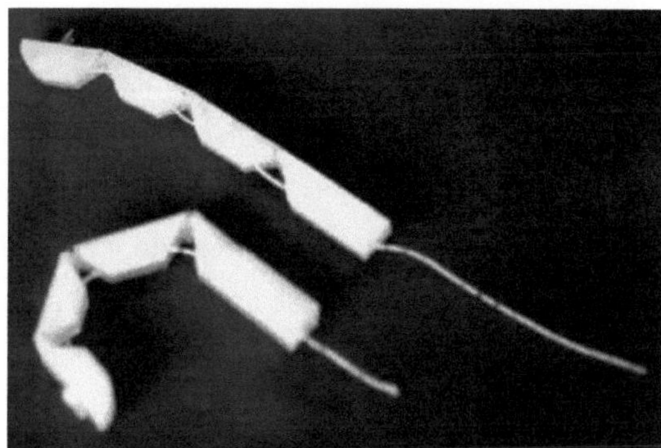

Figura 24.

OPÇÕES DE TRATAMENTO

A) Cirúrgico

B) Prótese

O número exato de pessoas em todo o mundo que sofrem uma amputação grave é difícil de determinar, uma vez que muitos países não mantêm registos do número de pessoas com amputação de membros. Com base nas informações disponíveis no National Center for Health Statistics, registam-se aproximadamente 100.000 novas amputações todos os anos nos Estados Unidos. Extrapolando a partir destas e de outras fontes de estatísticas de saúde a nível mundial, as principais causas de amputação, por ordem de incidência, são os traumatismos (incluindo lesões relacionadas com a guerra), as doenças (por exemplo, neoplasias malignas e insuficiência arterial) e as deficiências congénitas dos membros. As causas de amputação variam de país para país. Uma vez que as comorbilidades médicas que levam à perda de membros afectam mais frequentemente a extremidade inferior, ocorrem mais amputações de membros inferiores do que de membros superiores, numa proporção de quase 5 para 1. As deficiências congénitas dos membros são responsáveis por uma pequena proporção do número total de amputações de membros registadas, com uma incidência registada de 4,1 por 10 000 nados-vivos.

As amputações relacionadas com traumatismos ocorrem geralmente em resultado de acidentes de viação, conflitos militares, acidentes industriais ou agrícolas e podem ser responsáveis por até 30% das novas amputações graves de membros.**(Milagros 2020)** As amputações traumáticas ocorrem numa população muito mais jovem, ativa e economicamente produtiva. Sessenta por cento dos amputados de braços têm idades compreendidas entre os 21 e os 65 anos, e 10% têm menos de 21 anos. Devido ao maior risco de acidentes de trabalho nos homens, há um maior número de amputações traumáticas neste género e, em geral, uma maior incidência de amputação do membro superior.

A amputação é a remoção de parte ou da totalidade de uma parte do corpo que está envolvida pela pele. A amputação pode ocorrer num local de acidente, no local de um ataque de um animal ou num campo de batalha. A amputação também é efectuada como um procedimento cirúrgico. Normalmente, é efectuada para evitar a propagação de gangrena como complicação de queimaduras pelo frio, ferimentos, diabetes, arteriosclerose ou qualquer outra doença que prejudique a circulação sanguínea. Também é efectuada para evitar a propagação do cancro ósseo e para reduzir a perda de sangue e a infeção numa pessoa que tenha sofrido danos graves e irreparáveis num membro. Ao efetuar uma amputação, os cirurgiões geralmente cortam acima da área doente ou lesionada, de modo a que uma porção de tecido saudável permaneça para amortecer o osso. Por vezes, a localização de um corte pode depender, em parte, da sua adequação para ser equipado com um membro artificial ou prótese Historicamente, tem havido uma nomenclatura variada que descreve as amputações e os níveis de amputação. As amputações da extremidade superior podem ser classificadas ou nomeadas de acordo com os segmentos do membro afectados. As mais distais situam-se ao nível dos dedos, da mão parcial ou do transcarpo. As amputações que separam os ossos do carpo do rádio e do cúbito são designadas por desarticulações do punho. As amputações que ocorrem dentro da substância do rádio e do cúbito são classificadas como amputações transradiais. Quando o úmero é preservado mas o rádio e o cúbito são removidos, a amputação é referida como uma desarticulação do cotovelo. As amputações que deixam mais de 30% do comprimento do úmero são designadas por amputações transumerais. As desarticulações do ombro são aquelas em que resta menos de 30% do úmero proximal. **(Maduri et al 2020)** As amputações mais proximais que invadem a cavidade central do corpo, ressecando a clavícula e levando ao desarranjo da escápula, são descritas como amputações do quarto dianteiro ou amputações escapulotorácicas. Na prática clínica protésica e de reabilitação, as amputações transradiais e transumerais representam cerca de 80% de todas as amputações da extremidade superior.

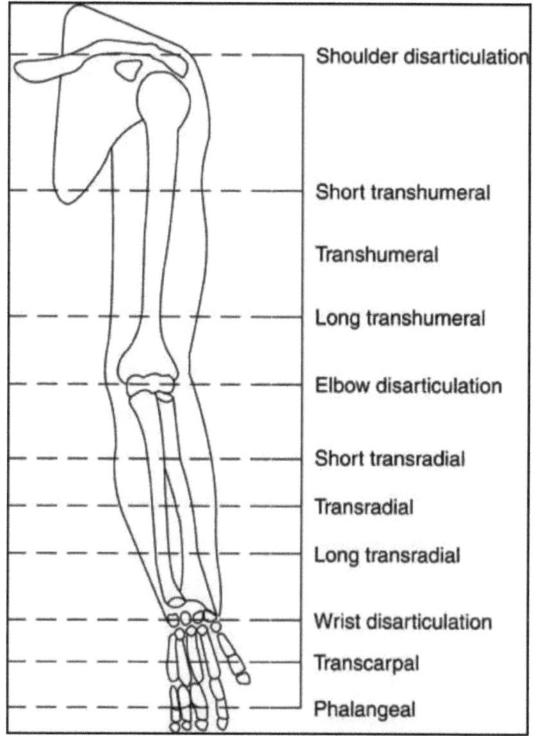

Figura 25. Níveis de Amputação da Extremidade Superior.

i) OPÇÕES CIRÚRGICAS

Como já foi referido, as lesões da mão são frequentemente traumatismos ou feridas de guerra. Quando é indicada uma amputação parcial da mão, há escolhas difíceis quanto a reconstruir a mão ou proceder diretamente a uma prótese. A preservação de todo o comprimento possível é importante em todas as amputações. Isto é particularmente crítico no caso da mão. **(Bunell 1955)**

A principal indicação para a amputação é a preservação da vida e depende de três factores: (a) a extensão da lesão, (b) a condição do paciente e (c) a perícia do cirurgião. **(Bowen et al 1988)** Para permitir a reconstrução subsequente, todo o comprimento possível, juntamente com a pele e os tecidos moles utilizáveis, deve ser preservado durante uma amputação de emergência.

Reconstrução da mão

Existem muitas técnicas de reconstrução da mão após uma amputação parcial, mas o âmbito deste texto não permite uma discussão completa das mesmas. O princípio geral relativo às próteses da mão é que é muito melhor ter uma mão indolor com alguma função de preensão e sensação intacta do que ter uma prótese. A parte mais importante da mão é o polegar oponível. Deve ser preservada a pele sensível e todo o comprimento possível do polegar. A reconstrução da mão pode melhorar consideravelmente a função após uma lesão e deve ser sempre considerada.

O princípio geral relativo às próteses de mão é que é muito melhor ter uma mão indolor com alguma função de preensão e sensação intacta do que ter uma prótese. A parte mais importante da mão é o polegar oponível. A preservação da pele sensitiva e de todo o comprimento possível do polegar deve ser efectuada. **(Bunnell 1984)** A reconstrução da mão pode melhorar muito a função após a lesão e deve ser sempre considerada. A falangização dos metacarpos é uma técnica reconstrutiva útil, na qual o espaço entre os dedos é aprofundado, proporcionando um dígito mais móvel. Esta técnica é muitas vezes efectuada no primeiro espaço da membrana e frequentemente associada à osteotomia de rotação do primeiro metacarpo, proporcionando assim uma oposição útil do polegar. Um exemplo desta falangização do primeiro metacarpo é mostrado nas Figuras 26.a, 26.b, 26.c. Para este doente, o aprofundamento do espaço da membrana proporcionou uma melhor oposição do polegar. A pollicização de um dedo remanescente pode ser utilizada para reconstruir o polegar. Para este procedimento, um dedo remanescente com estruturas neurovasculares intactas e comprimento adequado é movido com o seu nervo e fornecimento de sangue para o local do polegar amputado. Esta reconstrução proporciona um dígito sensitivo oponível para atuar como polegar, permitindo a preensão fina e grossa.

Os procedimentos de alongamento dos dedos envolvem a criação de um enxerto de pedículo tubular a partir do abdómen, juntamente com um enxerto ósseo. A decisão de reconstruir uma mão lesionada requer a experiência de um cirurgião de mão qualificado que tenha conhecimento dos potenciais resultados funcionais tanto com a reconstrução como com o treino protésico. Em geral, as próteses para amputações da mão são inferiores aos resultados funcionais obtidos com mãos reconstruídas. As técnicas de reconstrução óptimas para amputações parciais do polegar e da mão estão delineadas na Figura 27 **(Strickland 1984)**.

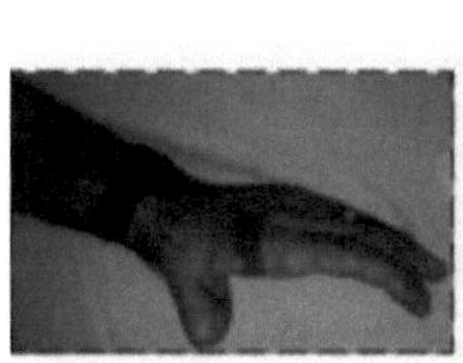

Figure 26. a) Phalangization of the first metacarpal by deepening the first web space (dorsal view).

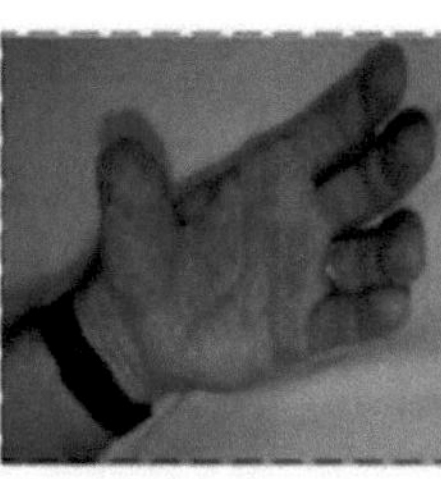

26. b) Phalangization of the first metacarpal (palmar view). Additional skin grafting was required to cover the cleft.

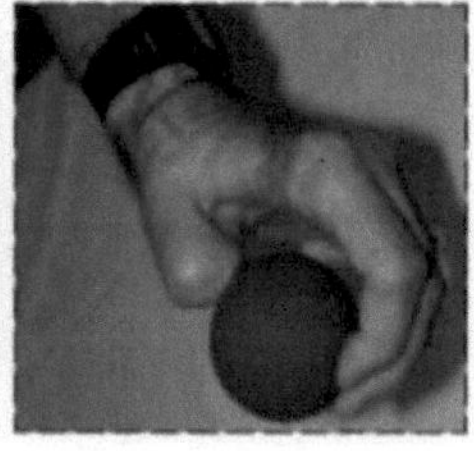

26.c) The patient shown in Figures **26.a) &26.b)** demonstrating improved grasp.

As técnicas de reconstrução para vários níveis de amputação, tal como descritas por Strickland, são aqui apresentadas. É muito importante uma sensação adequada na parte oposta do polegar. Uma amputação que ocorra ao nível 1 (ver Figura 27) requer um enxerto de pele de espessura total. Para a perda de parte da almofada volar (nível 2), é utilizado um retalho de avanço volar, através do qual a pele inervada do polegar é transferida distalmente, com o seu nervo e fornecimento de sangue, para cobrir o defeito. No nível 3, em que toda a almofada volar do polegar é removida, é transferido um retalho cruzado dos dedos utilizando a pele sensível do dedo indicador. As lesões degloving, representadas pelo nível 4, constituem desafios reconstrutivos e são melhor abordadas utilizando um retalho pediculado abdominal tubular para cobrir o defeito, seguido de um retalho pediculado em ilha neurovascular de outro dedo para fornecer pele sensível. A amputação da articulação interfalângica (IP) resulta num polegar funcional (nível 5).

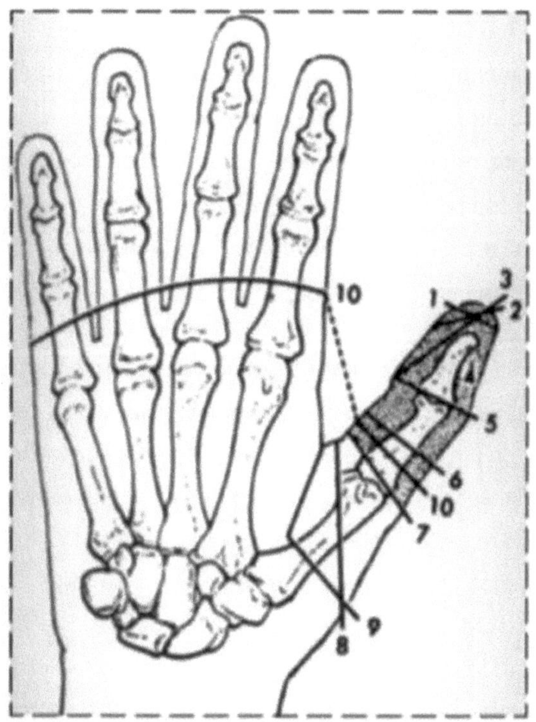

Figure 27 The various thumb amputation levels. The optimal reconstructive procedure for each level is described in the text. Adapted with permission from Strickland JW. Restoration of thumb function after partial or total amputation. In: Hunter JM, Schneider LH, Mackin EJ, Callahan AD, eds. *Rehabilitation of the Hand*. 2nd ed. St. Louis: CV Mosby; 1984: 755–796.

Uma amputação mais proximal através da falange proximal do polegar (nível 6) requer o aprofundamento do primeiro espaço da banda - um procedimento de falangização. A amputação na articulação metacarpofalângica (MCP) (nível 7) pode ser reconstruída de várias maneiras diferentes. O polegar pode ser reconstruído através do enxerto de osso ilíaco no polegar remanescente, dando-lhe mais comprimento, e depois utilizando a pele dos aspectos dorsal e lateral do primeiro metacarpo para cobrir o enxerto ósseo. Este procedimento, referido como retalho em forma de "cochonilha", pode aumentar o comprimento útil do polegar em 2,5 cm. Outra opção para este nível é a pollicização de um dígito adjacente ou parcialmente lesado, transferindo o dígito com seu suprimento neurovascular para o primeiro metacarpo.

A amputação através do terço distal do primeiro metacarpo (nível 8) pode ser gerida através da pollicização de um dígito lesionado ou normal, ou de um procedimento de alongamento com enxerto ósseo, retalho pediculado abdominal tubular e um retalho pediculado em ilha colocado na superfície preênsil do polegar estendido. A amputação dos dois terços proximais do primeiro metacarpo (nível 9) requer a reconstrução completa do polegar através da pollicização do dedo indicador ou de um dedo lesionado. A transferência do dedo do pé também pode ser considerada neste caso. No entanto, como salientam Beasley e de Bese, uma transferência do dedo do pé não substitui a sensibilidade das superfícies de trabalho do polegar, como faria um retalho pediculado em ilha a partir de uma parte sensível não lesionada da mão. A perda de todos os dígitos e do polegar (nível 10) pode ser gerida através da falangização do remanescente do polegar, aprofundando o primeiro espaço da teia, dando ao remanescente do polegar uma melhor aderência e oposição. Para amputações de um só dígito, uma desarticulação interfalângica distal (DIP) é um procedimento aceitável. **(Beasley 1986)**

Quando um dedo indicador ou médio é amputado perto da articulação interfalângica proximal (IFP), a capacidade de se opor ao polegar fica comprometida. A ressecção do dedo lesionado e o reequilíbrio da mão podem produzir um excelente resultado funcional e estético. No caso de perda do quarto ou quinto dedo, ou do quarto ou quinto metacarpo, a ressecção do raio pode proporcionar um resultado estético aceitável (Figura 27). De acordo com Beasley e de Bese, as amputações de dedos mais curtas do que 18 mm distais ao espaço web não acomodam próteses de dedos, pelo que a preservação deste comprimento mínimo é importante.

Na decisão de reconstruir uma mão, é necessário pesar os benefícios e os riscos do procedimento. As questões que devem ser consideradas são (a) se o procedimento proporcionará sensibilidade das superfícies de preensão, (b) se o tratamento será socialmente (cosmeticamente) aceitável, e (c) as consequências das cicatrizes resultantes.

ii) <u>OPÇÕES PROTÉTICAS</u>

Existem cinco opções principais de próteses a considerar para o amputado do membro superior:

1. PRÓTESE ACTIVA
    a. Prótese eléctrica,
    b. Prótese movida pelo corpo,
    c. Prótese híbrida,
    d. Prótese para tarefas específicas.
2. RESTAURAÇÃO PASSIVA/COSMÉTICA.

Os tipos de próteses recomendados/selecionados baseiam-se em muitos factores, incluindo o nível de amputação, o estado do membro residual, os objectivos individuais e as necessidades de trabalho.

Muitas vezes, é necessária mais do que uma opção para que um indivíduo possa atingir todos os seus objectivos.

1) ACTIVO

a) Prótese eléctrica

Esta categoria de prótese utiliza pequenos motores eléctricos no dispositivo terminal [TD (mão ou gancho)], no pulso e no cotovelo para proporcionar movimento. Os motores são alimentados por um sistema de baterias recarregáveis. Existem vários meios de controlar este tipo de prótese, sendo o mais comum o controlo mioeléctrico. Os sinais mioeléctricos são derivados da contração dos músculos de controlo voluntário do membro residual e são registados por eléctrodos de superfície implantados no encaixe da prótese. Os eléctrodos devem manter contacto com os músculos específicos dos quais derivam os sinais de controlo. O sinal mioeléctrico registado é primeiro amplificado e depois processado num sinal de controlo que rege os motores eléctricos que operam a prótese. **(Scott 1990)** Uma das caraterísticas únicas de uma prótese eléctrica é a sua capacidade de proporcionar uma força de preensão e uma capacidade de rotação do pulso superiores, sem exercer uma força excessiva sobre o membro residual frágil e em fase de cicatrização aguda.

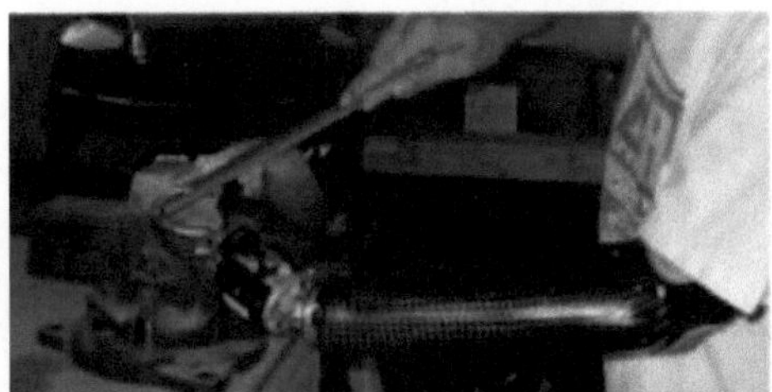

Figura 28. Prótese mioeléctrica a nível transradial

Inerente à conceção de uma prótese mioeléctrica está a eliminação dos cabos externos necessários para o controlo de uma prótese movida pelo corpo. Uma vez que são utilizados motores eléctricos para operar a função da mão ou do gancho, em vez de um cabo e de um arnês convencionais, a força de preensão da mão ou do gancho aumenta significativamente, muitas vezes em excesso de 20 a 32 libras por polegada quadrada. Uma cobertura cosmética também pode ser aplicada à prótese, de modo a que a prótese seja não só altamente funcional, mas também esteticamente superior. Ao contrário de outras categorias de próteses, a prótese eléctrica utiliza um sistema de baterias que requer uma manutenção regular (carregamento, descarregamento, eventual eliminação e substituição). Devido ao sistema de baterias e aos motores eléctricos, as próteses eléctricas tendem a ser mais pesadas do que outras opções protésicas, embora as técnicas avançadas de suspensão possam minimizar esta sensação. **(lake et al 2003)** Quando bem ajustadas e fabricadas, as próteses eléctricas não requerem manutenção excessiva. No entanto, quando são necessárias reparações, estas são frequentemente mais complexas do que outras opções devido à sua sofisticação e são susceptíveis de se danificarem quando expostas à humidade.

TABLE - 3 ADVANTAGES/DISADVANTAGES OF ELECTRICALLY POWERED PROSTHESIS

Advantages	Disadvantages
Proportional grip force	Battery maintenance
Ease of electric TD/wrist operation	Overall weight consideration
Can be fit early in rehabilitation	Repairs may be more complex
Natural appearance	Susceptible to damage from moisture or excessive vibration
Can be applied to high amputation levels	
Simultaneous control of elbow and TD or wrist	
Larger functional work envelope than body-powered prosthesis	

TD: terminal device

b) Prótese movida pelo corpo

Uma prótese movida pelo corpo, por vezes referida como prótese convencional ou movida por cabo, é movida e controlada por movimentos corporais brutos. Estes movimentos - normalmente do ombro, braço ou peito - são captados por um sistema de arnês e utilizados para puxar um cabo que está ligado a um TD (gancho ou mão). Para alguns níveis de amputação ou deficiência, pode ser adicionado um sistema de cotovelo para proporcionar movimento adicional. Para que um paciente possa controlar uma prótese movida pelo corpo, o indivíduo deve ser capaz de produzir pelo menos um ou mais dos seguintes movimentos corporais brutos:

- flexão gleno-umeral,
- abdução ou adução da escápula,
- depressão e elevação do ombro,
- expansão do tórax, e
- flexão do cotovelo.

Para além disso, o doente deve possuir um comprimento de membro residual suficiente para alavancar, musculatura suficiente para permitir o movimento e a excursão, e amplitude de movimento suficiente para a operação e posicionamento da prótese. Devido ao seu design simples, a prótese movida pelo corpo é altamente durável e pode ser usada para tarefas que envolvam água, poeira e outros ambientes que poderiam danificar uma prótese eléctrica.

(Kruit et al 1989)

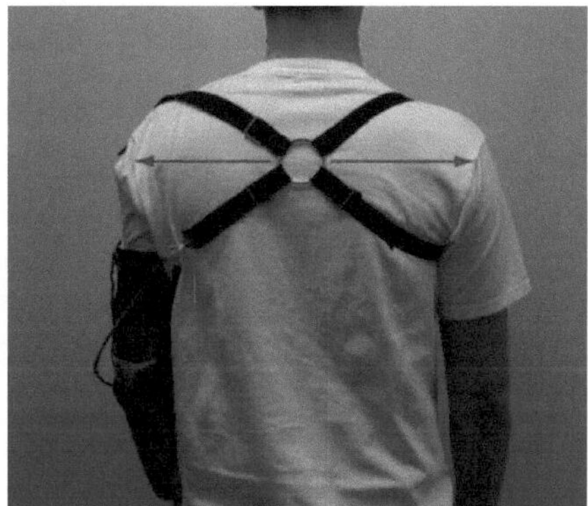

Figura 29. Arnês em forma de oito. *As setas* indicam a tração direcional da abdução biscapular ou da flexão gleno-umeral.

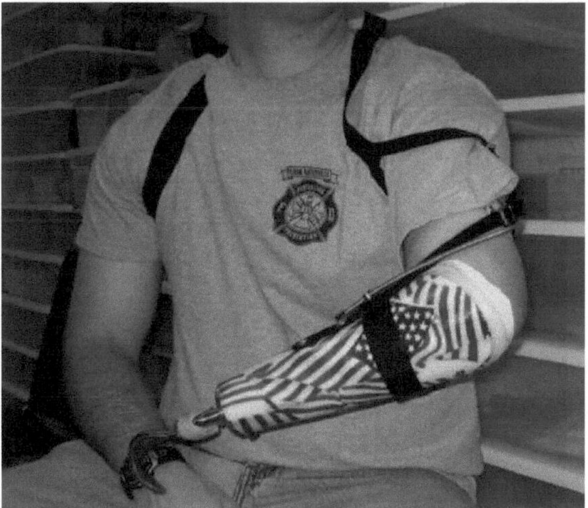

Figura 30. Nível transradial definitivo, prótese de corpo motorizado.

Os custos de manutenção de uma prótese movida pelo corpo são também relativamente baixos. A queixa mais comum relatada pelos utilizadores deste tipo de prótese é que o arnês de controlo é frequentemente desconfortável, restritivo e desgasta a roupa. Embora os novos materiais ajudem a reduzir o desconforto, o arnês tem de se ajustar bem para captar o movimento dos ombros e para suspender a prótese.

TABLE-4 ADVANTAGES/DISADVANTAGES OF BODY-POWERED PROSTHESIS

Advantages	Disadvantages
Durable and can be used in tasks or environments that could damage an electric prosthesis (ie, conditions involving excessive water, dust, or vibrations created by some motorized vehicles and power tools)	Restrictive harness
Secondary proprioceptive feedback	Decreased grip force compared with electric options
Lower maintenance costs than electric options	Forces exerted on residual limb
	Difficult to control for high amputation levels
	Limited function of typical body-powered hands
	Appearance of hook and cables

c) Prótese híbrida

Uma prótese híbrida incorpora componentes alimentados pelo corpo e eletricamente numa única prótese. A prótese híbrida utiliza frequentemente um cotovelo movido pelo corpo e um TD (gancho ou mão) controlado mioelectricamente. Outro tipo de prótese híbrida combina um cotovelo movido a eletricidade com um gancho ou mão movidos pelo corpo. As próteses híbridas são mais frequentemente utilizadas em indivíduos com amputações transumerais e do colo do úmero. No entanto, estes casos exigem uma conceção precisa da interface devido à quantidade de movimentos corporais brutos necessários para operar este tipo de prótese e à interferência do sinal EMG potencialmente criada no encaixe do híbrido controlado mioelectricamente durante esse movimento. É importante que os eléctrodos permaneçam numa relação constante com o melhor sinal EMG que é descoberto ao longo da amplitude de movimento do doente.

(Bergman et al 1992)

TABLE-5 ADVANTAGES/DISADVANTAGES OF HYBRID PROSTHESIS

Advantages	Disadvantages
Simultaneous control of elbow and TD or wrist Lighter than fully electric elbow prosthesis Increased grip force compared with body-powered options Ease of electric TD/wrist operation	Requires a harness for elbow control The force needed to fully flex the elbow may be difficult to generate for short transhumeral and higher amputation levels

TD: terminal device

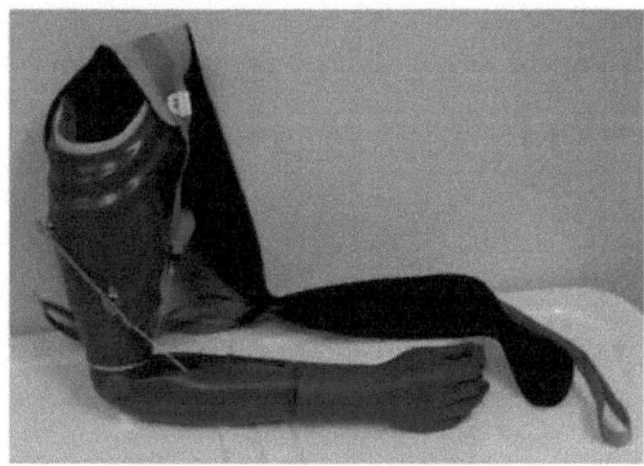

Figura 31. Prótese híbrida Transumeral-level com cotovelo acionado por cabo e dispositivo terminal mioeléctrico

O mais importante é a capacidade de controlar simultaneamente a flexão ou extensão do cotovelo enquanto se abre ou fecha o TD elétrico ou enquanto se roda o pulso. Algumas opções de próteses exigem que o utilizador controle uma função de cada vez (controlo sequencial). A prótese híbrida também pesa menos do que uma prótese com um cotovelo elétrico, mantendo a facilidade de operação e o aumento da força de preensão dos TDs eléctricos.

d) Prótese para tarefas específicas

As próteses para tarefas específicas são concebidas especialmente para uma atividade em que a utilização de uma prótese passiva/cosmética, corporal, eléctrica ou híbrida colocaria limitações inaceitáveis em termos de função ou de durabilidade. Muitas vezes, este tipo de prótese é de natureza recreativa para actividades como a pesca, a natação, o golfe, a caça, andar de bicicleta, levantar pesos, tocar instrumentos musicais, etc. As próteses para tarefas específicas também podem melhorar a função relacionada com o trabalho, envolvendo a utilização de várias ferramentas. **(Malone et al 1981)**

TABLE-6 ADVANTAGES/DISADVANTAGES OF TASK-SPECIFIC PROSTHESIS

Advantages	Disadvantage
Enhanced function in particular activity Minimal harnessing Limited or no control cables Durable, low maintenance Protects primary prosthesis from damage	Not appropriate for a broad range of functions

2. RESTAURAÇÃO PASSIVA/COSMÉTICA.

Embora menos frequentemente objeto de estudo quantitativo do que as próteses activas, os poucos estudos que se centraram nas próteses passivas atribuíram a estes dispositivos não só um valor cosmético, mas também um valor funcional significativo **(van Lunteren et al. 1983; Fraser 1998; Pillet e Didierjean-Pillet 2001).** As próteses passivas estão associadas a taxas de rejeição muito variáveis, com relatos que vão de 6% (**Kejlaa 1993**) a 100% **(van Lunteren et al. 1983).**

Dos sete estudos que relataram taxas de rejeição ao longo de um período de 1983-2004, não foi visível qualquer indicação de que a aceitabilidade das próteses passivas tenha diminuído nos últimos anos, apesar do advento de dispositivos mioeléctricos com apelo funcional e cosmético. Evidências recentes sugerem que as próteses cosméticas tendem a ter uma taxa mais elevada de utilização permanente, tanto na população adulta como pediátrica **(Dudkiewicz et al. 2004; Crandall e Tomhave 2002**), com menos desuso temporário devido à diminuição do desconforto e necessidades de manutenção **(Dudkiewicz et al. 2004).** O desenvolvimento de luvas de silicone realistas com uma melhor cosmética **(Huang et al. 2001)** pode também ter aumentado a satisfação dos consumidores com as próteses passivas.

Não estão disponíveis na literatura dados recentes relativos à utilização generalizada de próteses passivas, sendo que a última contagem internacional documentou uma maior prevalência de dispositivos passivos em países europeus como o Reino Unido e a Suécia, enquanto as próteses mioeléctricas e corporais eram mais comuns na Alemanha Ocidental e nos Estados Unidos, respetivamente **(LeBlanc 1988).** Apesar da falta de função de preensão ativa, as próteses passivas tendem a suscitar o menor número de preocupações por parte dos utilizadores, sendo a mais significativa a temperatura de utilização, seguida de problemas com as luvas, peso excessivo, desgaste da roupa e irritação da correia **(Kejlaa 1993).** A literatura que descreve a utilização e a satisfação com os dispositivos passivos, especialmente nos sectores pediátricos, é limitada. Em particular, tem sido aplicada uma falta de metodologias controladas para a sua avaliação. Devem ser realizados mais estudos para determinar até que ponto a qualidade de vida é afetada pela falta de manipulação funcional da prótese e se esta é efetivamente compensada pelo aumento do conforto e pela redução da manutenção.

Além disso, as implicações da utilização ou não utilização de próteses passivas ou activas devem ser exploradas no que diz respeito à saúde do membro contralateral. Um espetro de próteses passivas

Existem dispositivos que vão desde os fixos, aos que podem ser movidos e bloqueados em diferentes posições pela mão oposta **(Fairley 2005),** até aos que são acionados por uma mola para responder à presença de um objeto na ponta do dedo **(Sol 1999a).**

O valor destes diferentes dispositivos deve ser investigado mais aprofundadamente, uma vez que é provável que a sua aceitabilidade e funcionalidade não sejam a mesma coisa. A exploração de técnicas como a osseointegração pode, no futuro, aliviar muitas áreas de insatisfação do utilizador relacionadas com o desconforto com os encaixes e mangas, bem como proporcionar uma maior medida de feedback sensorial **(Hagberg et al. 2005; Branemark et al. 2001).** Os progressos neste último domínio poderiam beneficiar potencialmente todas as variedades de próteses.

A restauração passiva/cosmética é uma opção protética popular. Trata-se de substituir o que foi perdido devido à amputação por uma prótese de aparência semelhante à do braço ou da mão não afectados e que ajuda a estabilizar e a desempenhar funções de transporte. Uma prótese cosmética é por vezes designada por prótese passiva porque é um dispositivo estático que não proporciona uma capacidade de preensão ativa.

A restauração cosmética é normalmente efectuada com um de três materiais:

(1) látex flexível,
(2) PVC rígido (policloreto de vinilo), ou
(3) silicone.

Estes tipos de próteses são frequentemente mais leves do que outras opções protésicas e requerem menos manutenção porque têm menos peças móveis. A restauração cosmética com silicone passa muitas vezes despercebida porque se assemelha muito à mão não afetada. O silicone não mancha como o látex e proporciona a mais elevada qualidade de restauração cosmética, com uma longevidade de 3 a 5 anos, dependendo dos padrões de utilização. Estas restaurações de silicone altamente detalhadas são também habitualmente utilizadas para criar uma cobertura para as mãos eléctricas e para as mãos movidas pelo corpo nas secções anteriormente discutidas sobre essas opções. **(Maat et al. 2018)**

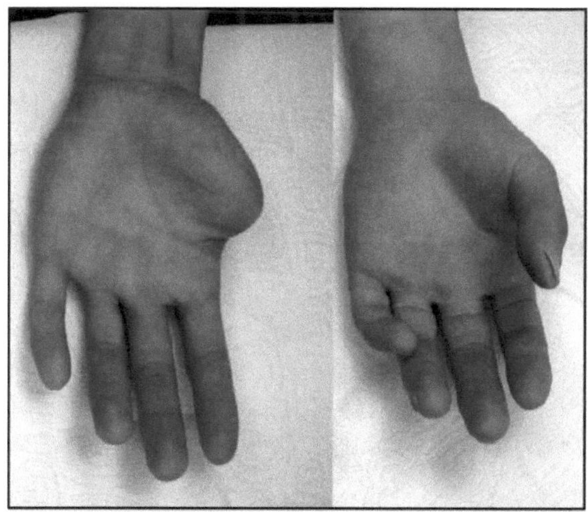

Figura 31. Prótese parcial de mão em silicone

TABLE -7 ADVANTAGES/DISADVANTAGES OF PASSIVE PROSTHESIS

Advantages	Disadvantages
Lightweight	Difficult to perform activities that require mechanical grasp
Minimal harnessing	Latex and PVC products stain easily
Low maintenance	
No control cables	
Cosmesis, positive body image	
Silicone products resist staining	

PVC: polyvinyl chloride

MATERIAIS PROTÉTICOS MAXILOFACIAIS

Existem vários materiais disponíveis e que têm sido utilizados para próteses faciais. Estes incluem a madeira, a cera, os metais e, mais recentemente, os polímeros. Embora os novos materiais tenham apresentado algumas propriedades excelentes, também têm apresentado algumas deficiências frustrantes. Até à data, ainda não surgiu um material que não possua caraterísticas indesejáveis distintas e importantes. Recentemente, muito esforço tem sido despendido no estudo dos materiais existentes, na esperança de os melhorar. Segue-se uma discussão sobre as propriedades físicas, biológicas e clínicas desejáveis, enfatizando as propriedades que são mais importantes para alcançar o sucesso clínico e a aceitação dos doentes.

a) CLASSIFICAÇÃO DOS MATERIAIS DE PRÓTESE MAXILLOFACIAL

Beumer **[1996]** classificou os materiais utilizados no fabrico de próteses maxilofaciais do seguinte modo

a. Resinas acrílicas.
b. Copolímeros acrílicos.
c. Policloreto de vinilo e copolímeros
d. Polietileno clorado (CPE).
e. Elastómeros de poliuretano.
f. Elastómeros de silicone - HTV, RTV e silicones de espuma.
g. Novos materiais - copolímeros de bloco de silicone e polifosfazenos.

a. ***Resinas acrílicas (1940-1960)*** -

É particularmente utilizado nos casos em que existe um movimento mínimo do leito do tecido durante a função. As suas várias vantagens são a disponibilidade imediata, a estabilidade da cor, a possibilidade de serem revestidas e reparadas, a boa resistência, o facto de poderem ser fabricadas com uma margem de penas e uma boa vida útil de cerca de dois anos. No entanto, são rígidos, têm absorção de água e a duplicação não é possível **[Khindria 2009]**. Os copolímeros acrílicos com propriedades elásticas têm desvantagens como a fraca resistência dos bordos, a fraca durabilidade e a degradação quando expostos à luz solar. A restauração torna-se frequentemente pegajosa e predispõe à acumulação de pó e a manchas. A nova geração de monómeros, oligómeros e macrômeros acrílicos são de iniciação térmica, química e fotográfica e podem eliminar as deficiências dos copolímeros acrílicos tradicionais **[Udita et al. 2010]**.

b. ***Policloreto de vinilo e copolímeros*** -

Trata-se de um material transparente, insípido e inodoro que tem sido amplamente utilizado em aplicações maxilo-faciais, com vantagens como a flexibilidade e a adaptabilidade a colorações intrínsecas e extrínsecas. São adicionados plastificantes para produzir um efeito elastomérico à temperatura ambiente. Outros ingredientes incluem agentes de reticulação para maior resistência e estabilizadores ultravioleta para estabilidade da cor.

c. ***Polietileno clorado*** -

O processamento envolve a cura a quente de folhas pigmentadas em moldes metálicos. O elastómero de polietileno clorado da Dow Chemicals é um elastómero termoplástico de qualidade industrial. É menos irritante para a mucosa do que o silicone, menos tóxico do que os materiais de silicone termoendurecível e não é cancerígeno. O elastómero de polietileno clorado parece ser um substituto adequado dos silicones para o fabrico de próteses maxilofaciais extra-orais em situações em que o custo do silicone é proibitivo.

d. ***Elastómeros de poliuretano (1970 a 1990)*** -

Este material é quimicamente composto por um segmento alargado de grupos diisocianato alifático e um segmento de grupos poliol (uma mistura de poliésteres) e um catalisador organoestânico para que o processo de polimerização ocorra. A variação da proporção entre estes segmentos permite variar a suavidade do produto final para a aplicação a que se destina, uma vez que as próteses maxilofaciais tendem a exigir maior suavidade e flexibilidade. O Epithane-3 e o Calthane são os únicos poliuretanos atualmente disponíveis para o fabrico de próteses faciais.

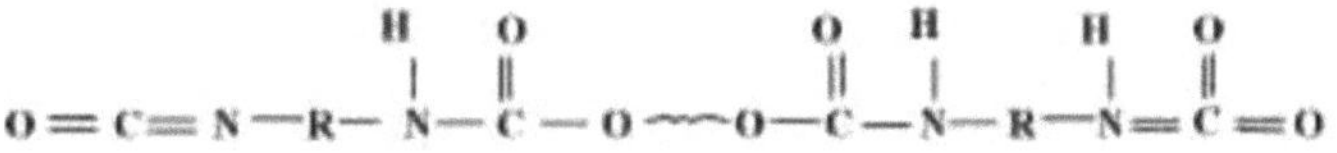

$$O{=}C{=}N{-}R{-}\overset{H}{\overset{|}{N}}{-}\overset{O}{\overset{\|}{C}}{-}O{\sim\sim}O{-}\overset{O}{\overset{\|}{C}}{-}\overset{H}{\overset{|}{N}}{-}R{-}\overset{H}{\overset{|}{N}}{=}\overset{O}{\overset{\|}{C}}{=}O$$

Polyurethane

Trata-se de um sistema de cura a temperatura ambiente de três componentes **[Huber 2002]**. Podem ser utilizados para restaurar defeitos com leitos de tecido móveis, uma vez que as qualidades positivas deste material se prendem com a sua flexibilidade sem perda de resistência nos bordos, o que permite que as margens sejam reduzidas para obter uma estética óptima. Estes materiais têm estabilidade ambiental inerente; maior resistência ao rasgamento, baixo módulo sem utilização de plastificantes, boa resistência final e alongamento. Podem aceitar a coloração intrínseca e são passíveis de serem utilizados na técnica de processamento maxilofacial. As suas desvantagens incluem a fraca estabilidade da cor, a fraca compatibilidade com os sistemas adesivos e a sensibilidade à humidade, o que leva à formação de bolhas de gás durante o processamento, devido à presença de diisocinatos, que também são responsáveis pela toxicidade do material. A reação deve ser realizada em atmosfera seca ou será produzido dióxido de carbono e o resultado será um elastómero poroso **[Robert 2002]**.

e. ***Elastómeros de uretano termoendurecíveis -***

São produzidos através da introdução de ligações cruzadas químicas primárias . Se os reagentes forem combinados em proporções estequiométricas e as reacções forem preferencialmente catalisadas, pode ser desenvolvida uma morfologia controlada conhecida. Num estudo, o poliuretano foi grandemente afetado pelo envelhecimento **[Yu R 1980]**.

f. ***Silicones (1960 a 1970)*** -

Também conhecido como polidimetilsiloxano, é o material protético maxilofacial mais bem sucedido até à data e estão a ser feitos novos avanços para este

para ultrapassar os seus pontos fracos. Estes materiais tornaram-se mais populares em relação a outros materiais, uma vez que possuem uma gama de boas propriedades físicas (tais como uma excelente resistência ao rasgamento e à tração) numa gama de temperaturas, são mais fáceis de manipular, possuem um elevado grau de inércia química, um baixo grau de toxicidade e um elevado grau de estabilidade térmica e oxidativa. Além disso, podem ser corados intrínseca e/ou extrinsecamente para lhes dar um aspeto natural mais realista. Quando adequadamente curados, os elastómeros de silicones resistem à absorção de materiais orgânicos que conduzem ao crescimento bacteriano, pelo que, com uma limpeza simples, estes materiais são relativamente seguros e higiénicos em comparação com outros materiais **[Sharif et al. 2010]**

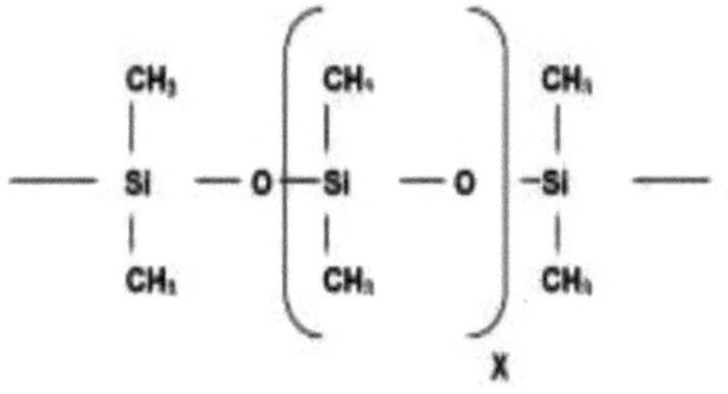

Where X is the degree of polymerization

Polydimethyl Siloxane

b) REQUISITOS E DESENVOLVIMENTO DO MATERIAL DE PRÓTESE

De acordo com **Laney (1979),** a biocompatibilidade (embora não alergénico possa ser uma descrição mais apropriada) é um pré-requisito importante para um material protético. Os materiais também devem ser fáceis de trabalhar, oferecer resistência adequada ao desgaste químico e mecânico, mantendo o conforto do paciente e proporcionando uma aparência realista e natural. **Bellamy e Waters (2005)** registaram as seguintes propriedades funcionais e de processamento para o material protético ideal:

- Baixa viscosidade
- Baixo peso
- Facilidade de coloração
- Estáveis do ponto de vista químico e ambiental
- Facilidade de adesão aos tecidos vivos sem sensibilidade aos

tecidos do hospedeiro

- Boas propriedades físicas, como o rasgo e a abrasão, quando moldado em arestas finas.
- Facilidade de limpeza

Estas são, de facto, exigências significativas. Ao longo da história das próteses faciais, foram utilizados diversos materiais. Os primeiros exemplos de próteses eram fabricados em materiais como o couro e até mesmo a prata e eram fixados mecanicamente por correias e clipes externos. A tecnologia dos materiais registou um desenvolvimento significativo desde os primeiros tempos. Foram utilizados materiais flexíveis como o látex, os plastisóis de vinil e os polímeros de poliuretano, mas o material de construção de próteses mais utilizado atualmente é o silicone. O silicone foi desenvolvido para aplicações maxilofaciais no final da década de 1970 **[Laney, 1979]** e foi amplamente utilizado em próteses no final da década de 1980. Atualmente, é o material de eleição, uma vez que pode ser facilmente combinado com a cor, as propriedades físicas podem ser alteradas para acelerar ou abrandar a cura, reduzir a dureza para permitir que a prótese se adapte a expressões faciais variáveis e seja mais confortável de usar, não provoca reacções alérgicas e pode ser moldado facilmente **[Thomas, 1994 e em conversas com Mark Waters, Principality Medical, Newport, Reino Unido, 2004].**

Cura por condensação. Os silicones de cura por condensação utilizam um polímero de base e um catalisador de estanho que reagem para formar o produto final. A reação produz um subproduto de água e álcool (daí a cura por condensação). Isto resulta num encolhimento mínimo.

Cura por platina. Os silicones de cura de platina utilizam um complexo de platina como catalisador. Não é produzido qualquer subproduto, o que significa que não há retração.

c) ESPECIFICAÇÃO DAS PROPRIEDADES DO MATERIAL DO CORPO DA PRÓTESE.

Os valores de dureza Shore são normalmente cerca de A20-A30, a percentagem de alongamento na rutura é de aproximadamente 500%-650%, a resistência ao rasgamento é de aproximadamente 90-110ppi e a resistência à tração é de aproximadamente 4,8 N/mm2 [Fator II Inc.]. Cada caso de prótese exigirá propriedades de material ligeiramente diferentes, pelo que os valores citados acima são apenas uma indicação. As propriedades do material básico podem ser alteradas de muitas formas diferentes, consoante os requisitos. Normalmente, é utilizado um material de enchimento de sílica para conferir resistência ao material e a variação das caraterísticas e da quantidade deste altera as propriedades. A sílica forma uma ligação de hidrogénio na estrutura do polímero reticulado, mas não reage realmente. A variação do tipo de polímero atual, do comprimento e da densidade das ligações cruzadas também altera a rigidez, a elasticidade e a resistência. A introdução de um reticulador funcional de hidreto produzirá um efeito de espuma, ao passo que a adição de um fluido não reativo dará propriedades de gel. A adição de um supressor ao catalisador retardará a reação de cura, permitindo que o material tenha mais tempo para ser trabalhado **[em conversas com Mark Waters, Principality Medical, Newport, Reino Unido, 2004].**
2.6.3 - Material da estrutura As subestruturas que suportam clips ou ímanes são normalmente fabricadas num material acrílico de base dentária, mais vulgarmente designado por acrílico autopolimerizável, autopolimerizável ou de cura a frio. Estes materiais são normalmente

fornecidos numa base líquida e em pó de dois componentes e são descritos em **livros didácticos [Craig et al, 1996]**. Quando os dois componentes são misturados, ocorre uma reação de polimerização e a mistura endurece. O material processado tem um módulo de elasticidade de 3.800 MPa, dureza Knoop de 15Kg/mm2 (147 MPa), resistência à tração de 55 MPa, sorção de água (24 horas) de 0,6mg/cm2 e demonstra uma boa compatibilidade com os tecidos.

d) MATERIAIS

i) <u>RESINAS ACRÍLICAS</u>

Ocasionalmente, as resinas acrílicas podem ser utilizadas com sucesso para tipos específicos de defeitos faciais, particularmente aqueles em que ocorre pouco movimento no leito do tecido durante a função (por exemplo, fabrico de próteses orbitais). Os materiais estão facilmente disponíveis e a maioria dos dentistas está familiarizada com as suas propriedades físicas e químicas, bem como com as técnicas de processamento. Podem ser utilizadas colorações intrínsecas e extrínsecas. A coloração extrínseca é facilmente conseguida com tintas de base acrílica, utilizando clorofórmio ou monómero como solvente. A resistência deste material permite que os clínicos apliquem penas nas margens expostas. Quando necessário, as alterações são facilmente limpas de adesivo ou detritos. O metacrilato de metilo de polimerização a quente é preferível à forma de autopolimerização devido à presença de aminas terciárias tóxicas livres nesta última. Além disso, a estabilidade da cor, quando exposta à luz ultravioleta, é melhor no metacrilato de metilo de polimerização a quente. As próteses faciais feitas com este material permanecem operacionais até 2 anos, mas requerem uma repintura ocasional da superfície. No entanto, com a idade, a prótese torna-se brilhante e, ocasionalmente, nota-se a formação de fissuras. Se a prótese processada tiver uma superfície bem estriada, a sua vida útil pode ser prolongada. As aplicações de cor na superfície são mais fáceis de aplicar numa tal superfície e duram mais tempo. A rigidez é a principal desvantagem da resina acrílica. A sua utilidade é comprometida em leitos de tecido altamente móveis, levando a desconforto local e exposição das margens. A sua condutividade térmica relativamente elevada pode precipitar o desconforto em climas frios. Não é possível duplicar as próteses devido à destruição do molde durante a remoção do aparelho de frasco. **[Khindria 2009]** Os moldes devem ser preparados em frascos dentários para permitir o processamento sob pressão. A resina acrílica é particularmente adequada para restaurações faciais temporárias. Alguns clínicos ainda a preferem como um material permanente porque é durável, estável na cor e cosmético. Para além disso, pode ser facilmente reparada ou revestida com um condicionador de tecidos ou um reembasador de próteses temporárias, e pode ser rápida e facilmente processada. No entanto, um inquérito recente indicou que uma pequena percentagem de clínicos (6%) continua a utilizar este material. Podem ser obtidos excelentes resultados cosméticos com a resina acrílica.

ii) <u>COPOLÍMERO ACRÍLICO</u>

Os copolímeros acrílicos são macios e elásticos, mas não obtiveram uma ampla aceitação em devido a um certo número de propriedades questionáveis. Possuem uma fraca resistência dos bordos e uma fraca durabilidade e estão sujeitos a degradação quando expostos à luz solar; o processamento e a coloração são difíceis. [As restaurações concluídas tornam-se frequentemente pegajosas, predispondo à acumulação de pó e manchas. Uma discussão bem documentada sobre as propriedades e o fabrico de próteses com Palamed (um metacrilato de metilo plastificado) é fornecida por Cantor e Hildestad. Os dados sobre as propriedades mecânicas e espectrofotométricas de reflexão do Palamed foram comunicados por Cantor. O desenvolvimento de uma nova geração de monómeros, oligómeros e macrômeros acrílicos foi relatado por Antonucci e Stansbury. Estes autores referiram que estes materiais podem ser facilmente polimerizados utilizando diferentes métodos de polimerização: Térmicos, químicos, fotoiniciados ou mesmo iniciadores de cura dupla. A sua abordagem consiste em incorporar polímeros acrílicos de elevado peso molecular com blocos moleculares de outros tipos de polímeros (por exemplo, polieteruretano, hidrocarboneto, fluorocarbono ou siloxano) que podem eliminar as deficiências dos copolímeros acrílicos tradicionais e satisfazer os requisitos de um elastómero maxilofacial. É possível obter um vasto espetro de propriedades físicas e mecânicas que podem satisfazer os requisitos da aplicação maxilofacial variando os modos de polimerização. No entanto, ainda não foram publicados os resultados de testes laboratoriais e clínicos de potenciais polímeros.

iii) SILICONE

Os elastómeros de silicone foram utilizados pela primeira vez **em** próteses externas por **Barnhart em 1960**. Os silicones são uma combinação de compostos orgânicos e inorgânicos. O primeiro passo na sua produção é a redução da sílica a silício elementar. Em seguida, através de várias reacções, o silício é combinado com cloreto de metilo para formar dimetil diclorosiloxano que, quando reage com a água, forma um polímero. Estes polímeros são fluidos translúcidos, aquosos, cuja viscosidade é determinada pelo comprimento da cadeia polimérica.

O polidimetilsiloxano, vulgarmente designado por silicone, é fabricado a partir destes polímeros fluidos de silicone. A maioria das formas elásticas de silicone são compostas com cargas que proporcionam uma resistência adicional. Os aditivos são utilizados para dar cor. Durante o processamento, são utilizados antioxidantes e agentes de vulcanização para transformar a massa bruta de plástico numa resina de borracha. Os polímeros de cadeia longa, quando ligados entre si em vários pontos (reticulados), criam uma rede que só dificilmente pode ser separada. Esta rede torna os silicones especialmente resistentes à degradação provocada pela exposição à luz ultravioleta. As cadeias de PDMS e os enchimentos de sílica e as interações entre estes dois componentes afectam a resistência global e a vida útil do material protético maxilofacial à base de silicone. Para aumentar a resistência, são adicionados vários tipos de cargas para reforçar os elastómeros. A sílica pirogénica, a sílica precipitada e os aerogéis são as sílica mais frequentemente utilizadas com os silicones.

Os polissiloxanos devem ser reticulados para formar materiais elastómeros sólidos. Durante o processamento, são adicionados antioxidantes e agentes de vulcanização para transformar a massa bruta em resinas de borracha e o processo de ligação cruzada é conhecido como vulcanização. A vulcanização ocorre tanto com como sem calor e depende dos agentes catalíticos ou de reticulação utilizados. Utilizando uma cadeia de átomos de sílica e de oxigénio, e ligando-lhes cadeias laterais adequadas ou radiais orgânicas, desenvolve-se um material com a inércia do quartzo e a flexibilidade dos plásticos orgânicos.

Classificação

1. Dependendo do facto de o processo de vulcanização utilizar ou não calor, os silicones estão disponíveis como
   a. Vulcanizado a quente (HTV)
   b. Vulcanizado à temperatura ambiente (RTV)
2. Em função das suas aplicações, os silicones são classificados**[Chalian 2004]**em quatro categorias:
   a. Classe I: Grau de implante, que exige que o material seja submetido a testes exaustivos e que cumpra os requisitos da "Food and Drug Administration". Estes materiais são utilizados em implantes mamários.
   b. Classe II: Grau médico, que é aprovado para utilização externa. Este material é utilizado para o fabrico de próteses maxilofaciais. Alguns estudos testaram a citotoxicidade deste material; no entanto, nenhum relatou quaisquer efeitos secundários negativos.
   c. Classe III: Grau limpo, este material é aplicado para utilização na cobertura e embalagem de alimentos.
   d. Classe IV: Grau industrial, normalmente utilizado para aplicações industriais.

HTVsilicone **(vulcanização a quente)**

Os silicones vulcanizados a quente são utilizados ocasionalmente em próteses maxilofaciais. Trata-se normalmente de um material branco, opaco, com uma consistência altamente viscosa e semelhante a uma massa. Está disponível como massa de um componente ou de dois componentes. O mecanismo de vulcanização é conseguido através de uma reação de adição. Os componentes dos silicones vulcanizados pelo calor são um copolímero de polidimetilvinil siloxano com aproximadamente 0,5% de cadeias laterais de vinil, peróxido de 2,4-diclorobenzoílo como iniciador (agente de vulcanização) e um enchimento de sílica obtido a partir da queima de metil silano. O catalisador do HTV é o sal de platina (sal do ácido cloroplatínico). As propriedades físicas e mecânicas desejadas podem ser alcançadas alterando a proporção da matriz e das partículas de enchimento. A adição de cargas opacas aumenta a resistência, mas pode comprometer a translucidez da prótese.

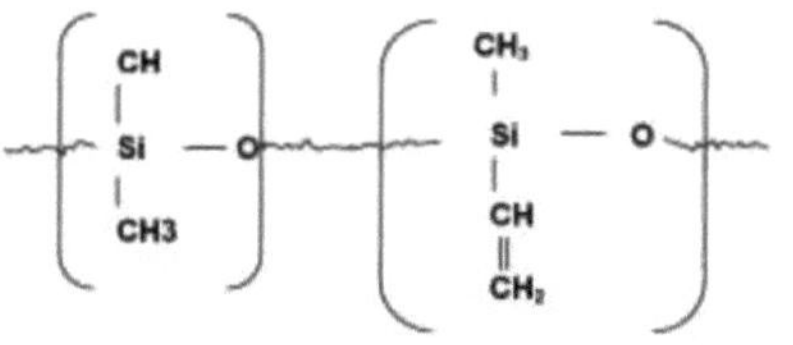

Polydimethyl Vinyl Siloxane

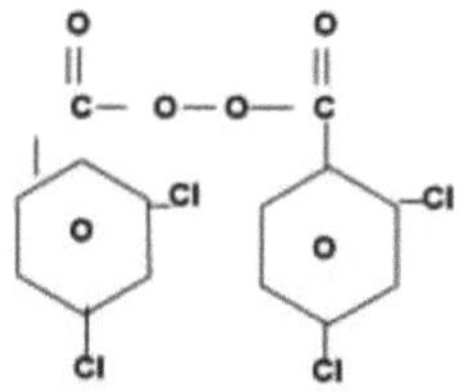

2.4 dichloro benzoxl peroxide

A vulcanização/ligação cruzada é efectuada por polimerização de adição de radicais livres (sem subproduto), que resulta da decomposição térmica do iniciador para formar radicais livres que ligam o copolímero numa estrutura resiliente tridimensional. A temperatura de processamento é de 180°C- 220°C durante cerca de 30 minutos sob pressão, utilizando moldes metálicos. O copolímero é fornecido como um sólido de borracha com uma elevada viscosidade. Os pigmentos são incorporados no polímero com moinhos de rolos. Embora este material seja mais difícil de pigmentar e processar, podem ser obtidos excelentes resultados.

Vantagens:-

- Excelente resistência ao rasgamento e a maior resistência à tração, 5,87 MPa (o poliuretano tem a menor resistência, 0,83 MPa).
- Excelente estabilidade térmica, cromática e química (o que a torna mais inerte do ponto de vista biológico).
- Elevada percentagem de alongamento.

Desvantagens:

- Estética deficiente devido à opacidade.
- Menor elasticidade.
- Baixa resistência dos bordos.
- Sensível à técnica.

Exemplos: Silastic S-6508, 370, 372, 373,382, 379, Q7-4635, Q7-4650, Q7-4735 e SE-4524U.

-> *Silastic 370, 372, 373, 4-4514, 4-4515*

O silicone HTV é normalmente um material branco e opaco com uma consistência muito viscosa, semelhante a uma massa de vidraceiro. O material pode ser fornecido como uma massa de um ou dois componentes. O agente catalítico ou de vulcanização dos silicones HTV é o peróxido de diclorobenzoílo ou o sal de platina, dependendo do tipo de polimerização utilizado (reação de condensação ou reação de adição, respetivamente). Estes silicones podem ser realizados em várias formas para implantes aloplásticos ou próteses faciais. São adicionadas quantidades variáveis de carga a estes polímeros, dependendo do grau de dureza, resistência e alongamento desejado. Em geral, quanto maior for a quantidade de carga, mais dura e menos resistente será a borracha composta. O material de enchimento é normalmente sílica muito pura, finamente dividida, com um tamanho de partícula de cerca de 30P. Além disso, a copolimerização de silicone com pequenas quantidades de radical metil vinil ou metil fenil siloxano varia a suavidade relativa e a resistência ao rasgamento. O processamento de silicones curados pelo calor requer instrumentos sofisticados e temperaturas elevadas. Chalian e Phillips fornecem uma excelente descrição. **[Chalian 2004]** Estes silicones apresentam uma excelente estabilidade térmica, perdem a cor quando expostos à luz ultravioleta e são biologicamente inertes. No entanto, não possuem elasticidade suficiente para funcionar em leitos de tecido móveis. O oligómero de polidimetilsiloxano (electronic fluid 200, dow corning) pode ser adicionado para reduzir a rigidez e a dureza da prótese. Além disso, o material em si tem uma baixa resistência dos bordos e pode exigir um reforço de nylon nas margens. As objecções importantes são a sua opacidade e o seu aspeto sem vida. Não aceitam facilmente a coloração extrínseca, pelo que os corantes internos têm de ser incorporados na massa de goma com um dispositivo de fresagem. Como são necessárias altas temperaturas para a vulcanização, são necessários moldes metálicos.

-> PDM Siloxano

Um silicone HTV foi desenvolvido pela Veterans Administration e relatado por Lontz e Schweiger e Lontz. A avaliação independente das propriedades físicas e mecânicas foi apresentada por Abdelnnabi. Os resultados mostram que ambos os materiais excederam os valores considerados clinicamente aceitáveis. A desvantagem do material é a opacidade, a dificuldade de coloração intrínseca, a elevada dureza da superfície superficial, a dificuldade de processamento e a não aceitação imediata de coloração extrínseca

[Bell 1985].

-> *Q7-4635, Q7-4650, Q7-4735, SE-45250*

Uma nova geração de silicones HTV avaliada pela Bell demonstrou ter propriedades físicas e mecânicas melhoradas em comparação com o MDX4-4210 (um silicone RTV) e o MDX 4-4514. As caraterísticas de processamento do Q7-4635 e do SE E SE-4524U foram particularmente favoráveis devido ao seu sistema de componente único com prazo de validade ilimitado. Em geral, os silicones HTV têm melhores propriedades físicas e mecânicas do que os silicones RTV. A desvantagem dos materiais é a sua opacidade, a dificuldade de coloração intrínseca, a elevada dureza superficial da superfície e a dificuldade de processamento.

RTVsilicone **(vulcanização à temperatura ambiente)** Lá

são de dois tipos:

a. Ligação cruzada por reação de condensação:

Possuem grupos reactivos como os silarióis (polissiloxanos terminados em hidroxilo). Este método de reticulação requer um agente de reticulação, por exemplo, silicato de tetraetilo, e um catalisador, por exemplo, dilaurato de dibutilestanho. Por exemplo: Adesivo Médico Tipo A (Dow Corning), em que o triacetoxi silano de metilo (II) é utilizado como agente de reticulação. No entanto, a ligação cruzada requer moléculas de água para hidrolisar o silano e produz ácido acético (um irritante) como subproduto. A utilização foi, por conseguinte, limitada à de um suporte de corante extrínseco aplicado à superfície da prótese.

Desvantagens:

- Produz subprodutos.
- O tempo de cura é excessivamente longo, tornando-o impraticável para curar o material dentro de um molde.
- Reacções de degradação como a hidrólise.
- Resistência ao rasgamento relativamente baixa e incapaz de manter a resistência dos bordos.

b. Reticulação de polissiloxanos por reacções de adição:

As reacções envolvem geralmente a adição de grupos de hidreto de sililo (- SiH) a grupos de vinilo (CH2 =CH-) ligados ao silicone com a ajuda de um catalisador contendo platina. Estes silicones não são verdadeiramente silicones de vulcanização ambiente. A cura destes silicones requer, de facto, o aquecimento do material a 150°C durante algum tempo, possivelmente uma hora. Estes materiais têm uma resistência ao rasgamento melhorada em relação ao primeiro tipo de silicones RTV .

Desvantagens:

- Muito hidrofóbico.
- Propriedade adesiva selectiva.
- Sem coloração extrínseca.
- A cura dos materiais pode ser inibida por vestígios de aminas, enxofre, óxidos de azoto e compostos organoestânicos.

Os silicones de cura à temperatura ambiente são fornecidos como materiais de componente único que curam por evaporação de ácido acético. Caracterizam-se por um aspeto natural semelhante ao da carne, utilizando fibras de rayon tingidas, pigmentos de terra seca e/ou tintas a óleo. As próteses são polimerizadas por empacotamento múltiplo a granel. Recentemente, estão a ser utilizadas resinas epóxi e moldes de aço inoxidável **[Kenneth 2009]**. As três principais vantagens do material de silicone RTV foram a utilização de moldes de pedra, a facilidade de manipulação e a facilidade de coloração. Outras vantagens são a estabilidade da cor e a inércia biológica.

Exemplos: Silastic 382, 399, 891, MDX4-4210, Cosmesil, A-2186 e A-2186F. O MDX4-4210, um silicone transparente a translúcido de duas partes (10:1, base: catalisador) foi introduzido no sector das próteses maxilofaciais na década de 1970. Introduzido em 1986 pela Fator II (Lakeside, AZ), o A- 2186 foi o primeiro elastómero de silicone comercial catalisado por platina. É um silicone transparente e translúcido de duas partes (10:1 base:catalisador). Uma versão de taxa de polimerização rápida do A-2186 com maior teor de platina, - A2186F, ficou disponível comercialmente em 1987, embora não fosse um material muito preferido para fins de prótese. Em 2000, a Fator II introduziu o A-2000 como a primeira geração de uma mistura de silicone de platina 1:1, seguida pelo A-2006 em 2006.

Vários outros produtos de silicone disponíveis no mercado foram introduzidos desde 1992, incluindo os sistemas Cosmesil, Realastic, VerSil- Tal (VST) e Liquid Silicone Rubber (LSR), para citar alguns.

-> *Silastic 382, 399*

O polímero de silicone viscoso inclui carga, um catalisador de octoato estanoso e um agente de reticulação de silicato de orto-alquilo. A polimerização é feita por uma reação de condensação. As cargas, normalmente terra de diatomáceas, são utilizadas para melhorar a resistência. As propriedades dos silicones RTV originais (Silastic 382, 399) são semelhantes às dos tipos HTV. São estáveis em termos de cor, biologicamente inertes e mantêm as suas propriedades físicas e químicas em amplas gamas de temperatura. Estão disponíveis como soluções transparentes que permitem o fabrico de próteses translúcidas. Os RTVs são muito mais fáceis de processar do que as formas curadas pelo calor. Podem ser utilizados moldes de pedra dentária. Os RTVs partilham algumas das propriedades indesejáveis dos silicones HTV, na medida em que têm uma fraca resistência dos bordos e são difíceis de colorir. Na nossa experiência, aquando da entrega, o aspeto cosmético destes materiais é inferior ao dos poliuretanos, resinas acrílicas e cloretos de polivinilo.

-> *MDX 4-4210*

Este elastómero de silicone de grau médico demonstrou ser o mais popular entre os médicos. Dos resultados do inquérito realizado por Andres, 41% dos clínicos utilizaram este material para o fabrico de próteses maxilofaciais. Moore **[1984]** referiu que este material apresenta qualidades melhoradas relativamente à coloração e à resistência dos bordos. Este material não é muito preenchido, tornando-o translúcido. Tem um catalisador de ácido cloroplatínico e hidrometilsiloxano como agente de reticulação. A reação de polimerização é uma reação de adição sem subprodutos de reação. O material curado demonstrou ter uma resistência à tração adequada. Mais importante ainda, o aumento do alongamento e da resistência ao rasgamento reduziu a necessidade de reforço dos bordos finos da prótese. Para além disso, a textura da superfície e as medições da dureza Shore A estão bem dentro do intervalo da pele humana. As modificações das propriedades físicas podem ser efectuadas através da adição de fluido de silicone. No estudo de Moore, verificou-se que o material não era tóxico, tinha uma cor estável e era biologicamente compatível. Os primeiros testes clínicos revelam que o silastic MDX 4-4210 é bastante desejável e parece ser compatível com a maioria dos sistemas adesivos para a pele. Foram desenvolvidos guias de tonalidade para a coloração intrínseca. Os testes de envelhecimento acelerado demonstraram que o elastómero é muito estável em termos de cor. Foram documentados testes extensivos sobre as propriedades físicas e mecânicas do MDX 4-4210. Os resultados indicam que, apesar de não ser o material ideal, o MDX 4-4210 mostrou muitas melhorias quando comparado a materiais anteriores e possui muitas caraterísticas desejáveis. O processamento é simples, uma vez que os moldes de gesso dentário são aceitáveis. Uma solução de 5% de sabão neutro pode ser utilizada como agente de libertação. Deve-se ter cuidado para evitar a contaminação do molde com petrolato ou resíduos de argila. Os moldes preparados são colocados num forno de calor seco a 50°C durante aproximadamente 30 minutos antes da sua utilização. O aquecimento de todos os segmentos do molde ajudará a manter a posição das cores personalizadas utilizadas para a correspondência de tonalidades intrínsecas. Depois de reproduzidos os detalhes de superfície adequados, uma seringa é carregada e utilizada para encher as peças do molde com o material que recuperou a sua viscosidade após a mistura. O molde é fechado com a pressão dos dedos e uma braçadeira de rede é fixada na posição para manter as secções firmemente unidas. O molde é devolvido ao forno de calor seco, e a temperatura é elevada para 80°C. O molde é deixado no forno durante 1 h. A caraterização da superfície pode ser obtida com pigmentos imersos num adesivo de silicone. A utilização de um molde de gesso não flapsado em calor seco para processamento múltiplo desidrata o gesso e provoca a perda de pormenores da superfície ou a desintegração do molde. A floculação do molde e a utilização de calor húmido aumentam a longevidade do molde. A investigação sobre a porosidade e a densidade dos silicones RTV e HTV, utilizando várias técnicas de processamento de Kent, indica que a desidratação do silicone fluido antes do enchimento, utilizando uma técnica de enchimento por injeção controlada e a imersão de um molde em água de lavagem antes da aplicação de calor húmido resultará numa prótese densa e sem porosidade. São obtidos resultados cosméticos superiores com este material.

-> *Silastic 891*

Udagama e Drane relataram pela primeira vez a utilização deste material, também conhecido como Silastic Medical Adhesive Silicone TypeA, para o fabrico de próteses faciais. Ganhou popularidade entre os médicos. 25% dos clínicos inquiridos utilizam este material. Trata-se de uma pasta translúcida, não fluida, que polimeriza à temperatura ambiente em contacto com a humidade do ar. Também pode ser processado num molde de gesso. Os moldes de metal não são recomendados porque a sua superfície pode reagir com o ácido acético, que é libertado como um subproduto da polimerização. **[Sweeney et al.1972][Lewis 1980]**As vantagens do material são a não necessidade de catalisador e o facto de ser compatível com uma vasta gama de corantes. No entanto, o material partilha algumas das desvantagens dos silicones RTV. Em 1987, Udagama relatou a melhoria da resistência dos bordos das próteses de silicone fabricadas com Medical Adhesive tipo A, colando a prótese a uma película de poliuretano pré-fabricada utilizando o primário S2260 (Dow Corning Corp.). Farah estudou as propriedades mecânicas das misturas do adesivo tipo A e do elastómero de base MDX 4-4210 não catalisado. Foi referido que é possível obter propriedades mecânicas diferentes variando a quantidade de elastómero de base MDX 44210 em relação ao Adesivo Médico Tipo A para permitir uma melhor simulação dos tecidos faciais.

Cores - Existem métodos de coloração intrínsecos e extrínsecos. Para a coloração intrínseca, utilizam-se pigmentos de terra seca, fibras de rayon (mais frequentemente utilizadas), pigmentos de óleo de artista ou uma combinação destes materiais. O caulino era utilizado habitualmente como opacificador. O método de coloração extrínseca mais utilizado foi o Adesivo Médico Tipo A misturado com Xileno como retardador/o colorido interior com pigmentos de terra seca ou pigmentos de óleo de artista aplicados à superfície da prótese numa camada fina. A introdução da tecnologia de corantes de silicone começou em 1992 com os corantes intrínsecos de silicone da Fator II. Em 1999, os corantes de silicone foram aperfeiçoados utilizando um fluido de reticulação para manter a viscosidade e permitir a distribuição gota a gota. Os pigmentos de silicone extrínsecos em pasta (Fator II) com pigmento adicional ao fluido de reticulação foram introduzidos pouco depois **[Patricia 2010]**

Propriedades do HTV e do RTV [Tabela-1]

Os silicones RTV não são tão fortes como os silicones HTV e são geralmente monocromáticos. Em comparação com outros materiais, tanto o HTV como o RTV têm uma elevada resistência ao rasgamento, porque as amostras não rasgam mas esticam, como no alongamento de tração e no alongamento percentual elevado que varia entre 422% e 445%. O Dynamic Modulous é uma propriedade importante devido à não linearidade das propriedades de tensão-deformação destes materiais, que funcionam de forma diferente a taxas de carga elevadas e baixas. Os elastómeros com um módulo dinâmico elevado são materiais bastante rígidos. O RTV tem o módulo dinâmico mais baixo de 2,12 MPa **[Robert 2002]**. Os valores de dureza Shore A para o elastómero maxilofacial Silicones são 25. Os adesivos de silicone de grau médico foram combinados com RTV à base de silicone em várias proporções para controlar as propriedades elásticas. De acordo com um inquérito realizado por PC Montgomery et al., para analisar os materiais maxilofaciais extra-orais, os silicones RTV MDX44210 e A-2186, juntamente com o adesivo médico Silastic Type A (para coloração extrínseca de próteses), foram os materiais protéticos maxilofaciais mais utilizados **[Patricia et al.2010]**. Devido à sua natureza hidrofóbica, estes materiais têm uma baixa adesão ao material adesivo sem silicone e sofrem de um tempo de trabalho limitado **[Lai et al. 2002]**. A meia-vida esperada de uma prótese maxilofacial é de aproximadamente seis meses e a degradação das propriedades físicas e de cor dos silicones são as razões mais comuns para o refabrico. As cargas de sílica com tratamento de superfície, com uma área de superfície aumentada e um tamanho de partícula pequeno, são um fator importante para melhorar as propriedades físicas e mecânicas dos elastómeros de silicone. Ultimamente, os investigadores descobriram uma melhoria ainda maior através da utilização de pó de nano-sílica, que tem uma área de superfície ainda maior do que o pó de sílica de tamanho micrométrico **[Tsai et al. 1992]**.

S.no.	Properties	HTV	RTV
1	Ultimate tensile strength (MPa)	5.87	4.20
2	Maximum Elongation (%)	441	445
3	Pants tear strength (dynes/cmx 10^{6})	Does not tear but stretches, as in tensile elongation	Does not tear but stretches, as in tensile elongation
4	Dynamic Modulus (MPa)	4.66	2.12

[Table -1]: Static and dynamic properties of the two types of silicone materials The comparison of properties of HTV and RTV are summarized in the above table

iv) MATERIAIS ALTERNATIVOS

Silicones espumantes:

Silastic 386 - é um tipo de material RTV. O silicone básico tem um aditivo que liberta gás quando é introduzido o catalisador (octoato estanoso). O objetivo dos silicones formadores de espuma é reduzir o peso da prótese. No entanto, a principal desvantagem do material espumado é a sua resistência reduzida e a sua suscetibilidade à deformação, o que conduz ao enfraquecimento do material. Esta fraqueza pode ser parcialmente ultrapassada revestindo a espuma com outro silicone que acrescenta resistência mas aumenta a rigidez. O objetivo da espuma de silicone é reduzir o peso da prótese.

Sifenilenos: Estes são copolímeros de siloxano que contêm grupos metilo e fenilo. Apresentam melhor resistência dos bordos, baixo módulo de elasticidade e estabilidade da cor do que o polidimetilsiloxano mais convencional **[Lewis 1980]**.

Copolímeros em bloco de silicone: Neste caso, os blocos de polímeros que não o siloxano são posicionados com os polímeros de siloxano tradicionais. Está provado que a natureza hidrofóbica e a natureza estranha dos silicones causam problemas, especialmente no que diz respeito à interação com o corpo a nível molecular. Isto pode levar à indução de reacções de corpo estranho e ao desenvolvimento de infecções, particularmente na interface entre o silicone e o tecido. Estes copolímeros em bloco de silicone podem, em certa medida, ultrapassar estes problemas, uma vez que a parte mais hidrofílica destes polímeros anfifílicos proporciona uma melhor molhabilidade e, por conseguinte, compatibilidade com os tecidos. Um exemplo deste facto é o entrelaçamento de metacrilato de metilo nas cadeias de siloxano **[Tsai et al.1992]**.

Polifosfazenos: Os investigadores de Nova Orleães, que lidavam com próteses maxilofaciais, descobriram que a composição

Os polifosfazenos com pouca ou nenhuma carga e diminuindo a proporção de acrílico para borracha produzem uma borracha mais macia, com um HDA de 25, semelhante à pele humana. A borracha é composta com pigmentos para uma correspondência adequada com a pele dos doentes. As utilizações criativas em dentisteria protética incluem a retenção e estabilidade de próteses sobre implantes através do processamento da borracha sobre a cabeça do implante. A principal vantagem destes dispositivos em relação aos dispositivos mecânicos é a liberdade de movimentos da prótese em direção ao tecido, semelhante à membrana periodontal em torno do dente natural. Quando estiver disponível uma fonte estável e a preços razoáveis de polímeros, estes poderão tornar-se o material de eleição para muitas utilizações biomédicas.

MÉTODOS E FABRICO DE ACRÍLICO E SILÍCIO

Embora os processos tenham sido desenvolvidos durante um longo período de tempo, os processos de produção de próteses são de mão de obra intensiva e requerem uma quantidade excessiva de tempo e habilidade para alcançar um resultado que seja considerado esteticamente satisfatório pelo protésico. As técnicas também requerem muita formação para se tornarem competentes. São necessárias várias visitas prolongadas para os pacientes, que muitas vezes implicam longos períodos de espera. O resultado depende também, em grande medida, da experiência e da competência de cada protésico. As etapas básicas de construção foram descritas em muitos livros e artigos (citados ao longo deste capítulo). Embora o processo de fabrico possa ser adaptado de forma a acomodar a condição clínica do paciente e os seus desejos individuais, os fundamentos do processo permanecem os mesmos. O processo de produção de próteses retidas por adesivo ou por implante é discutido abaixo. São necessárias fases adicionais de planeamento de implantes, cirurgia e um período de cicatrização quando se utiliza a retenção por implantes. O fabrico adicional de componentes de retenção também é necessário para as próteses retidas por adesivo

a) Fases da produção em pormenor

i) Consulta inicial e planeamento do tratamento

É efectuado um plano de tratamento para estabelecer o tipo e a finalidade da prótese para satisfazer as necessidades do doente. Um plano envolverá uma consulta com o cirurgião de referência, estabelecendo o historial médico do doente e um exame da área do defeito. Isto ajudará a determinar o diagnóstico, o prognóstico, a última data da cirurgia e o objetivo do encaminhamento. A compreensão do historial médico também ajudará a identificar quaisquer problemas que possam causar complicações no tratamento, como alergias. As áreas sensíveis devem ser identificadas num exame físico para que possam ser evitadas durante a recolha de impressões. Esta fase também pode identificar lesões suspeitas que possam exigir uma investigação mais aprofundada. A solução de prótese escolhida basear-se-á numa série de factores, incluindo:

- A longevidade necessária
- A capacidade do doente para manter a prótese
- A localização no rosto e a mobilidade dos tecidos
- O estilo de vida do doente ***ii) Tomada de impressões***

A obtenção de um molde exato de uma área com defeito é vital para assegurar que a prótese resultante tem um bom ajuste e integridade marginal **[Pow e McMillan, 2000, Kubon et al, 2000, Kubon e Anderson, 2003, McKinstry, 1995]. Reitemeier et al (1999)** sugere que uma prótese discreta é caracterizada pelo seu ajuste perfeito e que a condição prévia para o conseguir é obter uma impressão que seja um verdadeiro reflexo do defeito, tanto em termos de pormenor como de precisão. Uma vez que as técnicas e materiais de moldagem variam, é importante considerar como a escolha irá afetar o resultado protético final **[Kubon e Anderson, 2003]**. O protésico também tem de considerar a forma como as diferentes expressões faciais, a distorção dos tecidos e até a posição fisiológica irão afetar o ajuste e a integridade marginal e, por conseguinte, a melhor forma de registar isto **[Woolfaardt e Coss, 1996a, Pow e McMillan, 2000]**. A importância de uma impressão exacta foi discutida por **Reitemeier et al (1999).** Um estudo que comparou a exatidão dos métodos de moldagem e as posições de assento concluiu que o paciente deve idealmente estar sentado na vertical (a posição natural em que a prótese é vista). Em última análise, o ajuste e a precisão marginal de uma prótese estática serão sempre comprometidos devido ao movimento dinâmico dos tecidos.

A impressão é normalmente efectuada 6-8 semanas após a cirurgia, quando o tecido já teve tempo para recuperar e os pensos foram removidos. O processo básico pode ser descrito da seguinte forma:

1. O doente deve estar sentado numa posição natural para minimizar a distorção dos tecidos e podem ser colocadas toalhas para proteger a roupa.
2. A área de impressão pode ser mascarada para evitar derrames, utilizando, por exemplo, fita adesiva de espuma.
3. Um material de moldagem flexível, como o alginato, é vertido ou seringado sobre o local do defeito. Pode então ser utilizada uma segunda camada de material mais rígido para estabilizar a impressão.

OU

Num recipiente de plástico largo, misturar material de impressão hidrocolóide irreversível (alginato) e pedir ao paciente para colocar a mão verticalmente sem tocar nas paredes.

4. A impressão é removida e um material de pedra dentária é vertido para criar o modelo positivo pouco depois.

iii) Moldagem com implantes osseointegrados

A obtenção de uma impressão e a construção de uma prótese retida osseointegrada representa um desafio adicional devido à dificuldade em registar a localização exacta dos pilares e coifas que irão, em última análise, proporcionar a fixação das próteses. Uma prótese retida por implantes também tem de incorporar clips ou ímanes e uma subestrutura, o que aumenta a sua complexidade. O protésico e o cirurgião devem colaborar antes da cirurgia para estabelecer os locais ideais para os implantes que satisfaçam tanto os requisitos estéticos da prótese como as restrições técnicas e anatómicas da cirurgia. Recomenda-se que o protésico esteja presente durante a cirurgia para aconselhar nos casos em que os locais ideais para os implantes não sejam possíveis e seja necessário chegar a um compromisso **[McKinstry, 1995]**. O processo de obtenção de uma impressão com implantes osseointegrados pode ser resumido da seguinte forma:

1. Quaisquer detritos epiteliais têm de ser removidos primeiro em redor da base do pilar.
2. Os suportes magnéticos são aparafusados nos pilares.
3. Os pilares podem ser mantidos estáveis utilizando um material rígido, como um silicone de cura adicional ou acrílico de cura ligeira.
4. Em seguida, é aplicado um material de impressão à volta dos pilares e apoiado por um material mais rígido.
5. Uma vez preparada, a moldagem é cuidadosamente removida e um conjunto de retentores de reserva é aparafusado nas

réplicas de pilar em latão. Este conjunto é então cuidadosamente colocado no material de moldagem.

6. Em seguida, é feita uma moldagem em gesso como habitualmente, registando assim a posição exacta do implante.

Quando são utilizadas coifas, estas têm de ser mantidas estáveis para registar a posição exacta sem distorção. Uma técnica consiste em utilizar um material de impressão de borracha firme, injetado à volta da base dos copings, envolvendo os cortes inferiores. Os materiais de impressão mais macios são depois utilizados normalmente, tendo o cuidado de não cobrir a parte superior do parafuso do coping. Assim que o molde compósito estiver fixado, as coifas são desenroscadas cuidadosamente e o conjunto é retirado. As réplicas de pilares de substituição em latão são e depois montadas nas coifas de impressão e um molde de pedra dentária é vertido como habitualmente.

A obtenção de uma impressão apresenta uma série de desafios. Estes incluem a deslocação dos tecidos moles, especialmente à volta das órbitas **[Pow e McMillan, 2000, Kubon et al, 2000]** e o movimento dos pilares **[Seals et al, 1989, Kubon e Anderson, 2003]**. É necessário um registo preciso das localizações dos pilares para obter um ajuste preciso dos componentes de retenção.

iv) Escultura de padrões

Os materiais utilizados tendem a ser semelhantes para cada tipo de prótese, mas as técnicas diferem e serão discutidas de acordo com o tipo de prótese. A placa de base/modelação do tipo 1, de cera relativamente macia, à base de parafina ou cerecina, é a mais utilizada no Reino Unido, mas em alguns casos é preferível a argila.

1. Fazer outra impressão dos dígitos contra-laterais utilizando alginato
2. Derreta cera de modelagem e verta-a no molde negativo para duplicar os detalhes anatómicos do dedo perdido.
3. Esvaziar o padrão de cera para criar espaço para os encaixes adicionais ou para reduzir o peso total da prótese
4. Incorporar a caraterização da superfície (dobras e rugas da pele) para reproduzir a anatomia exacta do dedo em falta.
5. É efectuado um ensaio de padrão de cera para verificar o ajuste e o alinhamento em relação aos dedos adjacentes.
6. Duplicar o coto a partir do molde mestre utilizando material de impressão de alginato e verter com gesso dentário. Um meio de separação é então aplicado no molde e no coto preparado.

v) Flasking e processamento

11. Após um ensaio satisfatório, o padrão de cera é então colocado num frasco de cura de prótese convencional, utilizando a técnica de dois frascos.
12. São tomadas as medidas necessárias para evitar bolhas de ar e cortes inferiores, para facilitar a abertura dos frascos e a subsequente remoção da prótese de silicone.
13. A desparafinagem é efectuada e o molde é obtido.

Silicone

14. Material de silicone em duas partes (parte dorsal e ventral do dedo).
15. A combinação de sombras é efectuada sob luz natural e

verificada com a face ventral e dorsal do dedo do doente.

16. A embalagem do material de silicone é efectuada para as porções dorsal e ventral. O frasco é fechado sob pressão e deixado em repouso durante 24 horas para a polimerização completa (vulcanização do silicone à temperatura ambiente).

17. A desinflamação é efectuada e a prótese do dedo é cuidadosamente retirada do coto e o excesso de silicone é cortado com uma tesoura curva afiada.

18. Utilizando cianoacrilato, a unha acrílica é fixada na prótese de silicone.

19. O paciente é então instruído e demonstrado sobre a utilização e manutenção da prótese

Acrílico

13. A resina acrílica termopolimerizável e os pigmentos são misturados para corresponderem à pele do doente = s.

14. A mistura e a correspondência de cores da superfície dorsal e ventral são efectuadas separadamente à luz natural.

15. O material de resina é colocado no molde e é aplicada pressão para remover o excesso de material.

16. Após a acrilização, a prótese é cuidadosamente retirada do molde e o acabamento é efectuado.

17. Utilizando cianoacrilato, a unha acrílica é fixada na prótese de silicone.

18. O doente recebe instruções e demonstrações sobre a utilização e manutenção da prótese.

vi) **Colorir**

A correspondência de cores é um dos aspectos mais artísticos e desafiantes da construção de próteses e exige que o protésico confie no seu sentido individual de cor para conseguir um resultado realista **[Cheng et al, 2002]**. A correspondência realista de cores também foi destacada como um dos aspectos mais difíceis da conceção de próteses faciais no inquérito. Conseguir a correspondência correta da cor pode exigir muitas tentativas, durante as quais o doente deve estar presente. O resultado correto pode também parecer diferente em várias condições de iluminação (metamerismo), por exemplo, à luz do dia em comparação com a iluminação interior, pelo que podem ser necessárias várias próteses para se adaptarem ao estilo de vida do doente. Os efeitos do metamerismo foram estudados **[Leow et al, 1999]** e foram identificadas dificuldades na obtenção de uma prótese de cor única para todas as condições.

A obtenção de uma correspondência exacta da cor pode também ser dificultada pela presença de um enxerto ou retalho de pele de uma cor diferente do tom circundante . As cores são normalmente misturadas de forma personalizada com o silicone de base transparente e avaliadas em relação à pele circundante do doente. As cores são um pigmento seco de terra suspenso em óleo de silicone leve ou sob a forma de flocagem de rayon. Pequenas quantidades de pigmento podem alterar drasticamente o aspeto da prótese em relação ao tom de pele circundante. Normalmente, é necessária uma cor diferente para as várias áreas da prótese e cada mistura de cor é aplicada na área apropriada do molde. Para preencher o corpo principal da prótese, é utilizado silicone a granel com uma cor aproximadamente correspondente.

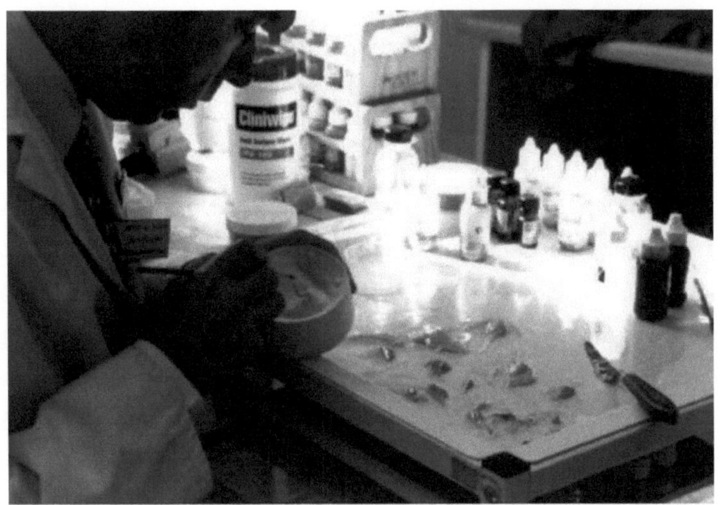

Figura 32. Colocar o molde em contacto

Uma vez curada, aparada e ajustada, a coloração extrínseca também pode ser utilizada para melhorar a aparência estética. A alteração da cor da prótese devido à exposição às condições ambientais ao longo do tempo foi identificada como a principal causa de substituição da prótese facial **[Hooper et al, 2005].**

b) Métodos de fixaçãoZRetenção

Está disponível uma vasta gama de métodos de retenção para diferentes aplicações e requisitos individuais. As técnicas modernas melhoraram drasticamente em comparação com os primeiros exemplos, em que se utilizavam frequentemente fixações mecânicas externas visíveis, tais como bandas de cabeça em aço com mola, correias que se localizavam à volta das orelhas e da cabeça ou fixações em óculos. Estas técnicas raramente são utilizadas nas próteses faciais modernas e foram substituídas por alternativas menos visíveis, mais fiáveis e esteticamente mais agradáveis.

Os dois mais populares são:

- Adesivos de contacto direto com a pele e utilização de rebaixos naturais
- Implantes osteointegrados acoplados a ímanes e/ou clipes

São também utilizados métodos alternativos, como fixações mecânicas a óculos, quando não há outra opção, mas são normalmente limitados a próteses temporárias. Podem também ser considerados outros métodos quando são utilizados obturadores.

A escolha da retenção dependerá da condição fisiológica do paciente e dos seus desejos pessoais. Existem várias condições prévias do doente que devem ser consideradas antes de se decidir sobre o método de retenção **[Worthington & Branemark, cap. 7]**:

- Idade
- Sexo
- Síndromes de má absorção
- Osso metabólico, doenças reumáticas e hormonais
- Perturbações da coagulação (medicamentos anticoagulantes)
- Abuso de álcool
- Tabagismo
- Reacções alérgicas a adesivos

O estilo de vida e os tratamentos anteriores também são susceptíveis de influenciar o método mais adequado. Um desportista ativo ou uma criança necessitam provavelmente de um método de fixação forte e fiável que evite a perda acidental, ao passo que uma pessoa que acabou de ser submetida a um tratamento cirúrgico significativo pode não querer ser submetida a uma nova cirurgia para colocar implantes. A ausência congénita da orelha pode também, por exemplo, dificultar o posicionamento dos implantes e, consequentemente, o resultado estético pode ser prejudicado. A capacidade do doente para cuidar de uma área de implantes e evitar infecções também deve ser avaliada, uma vez que implica um compromisso para toda a vida.

ii) Retenção mecânica

Embora raramente utilizada nas próteses modernas, a retenção mecânica por meio de fixação a dispositivos externos pode ainda ser necessária em certos casos. As opções de fixação externa incluem a fixação a óculos, fitas para a cabeça ou correias. Os óculos podem ser utilizados eficazmente para reter próteses nasais e oculares quando o tecido é particularmente pobre e inadequado para adesivos. Apesar de não estarem tão amplamente disponíveis, as armações de polimetilmetacrilato (acrílico) são preferíveis, uma vez que permitem uma boa ligação com os materiais protésicos normalmente utilizados. As próteses fixadas mecanicamente devem ser muito leves para evitar a sua deslocação e a necessidade de retenção adicional. ***iii) Retenção adesiva***

Até à introdução dos implantes osseointegrados, a retenção adesiva proporcionava os resultados mais simples, esteticamente mais agradáveis e de melhor ajuste. Isto deveu-se ao facto de o ajuste mais estreito permitir a mistura de um rebordo mais fino e emplumado, em comparação com os métodos anteriores de retenção mecânica rudimentar. As colas estão disponíveis em duas formas comuns: líquida (por exemplo, à base de silicone ou acrílico) ou fita adesiva de dupla face de qualidade médica. A escolha depende mais uma vez das particularidades de cada caso e pode também depender da reação alérgica do doente. A escolha do adesivo também depende do material protético que vai colar.

Adesivos de resina acrílica: São constituídos por uma resina acrílica num solvente aquoso que, quando evaporado, deixa uma substância semelhante à borracha.

Adesivos de silicone: Trata-se normalmente de silicones de vulcanização à temperatura ambiente (RTV) dissolvidos num solvente ou em água. Quando o solvente se evapora, é deixado um resíduo pegajoso. As colas de silicone são resistentes às intempéries e à humidade, mas têm uma força adesiva relativamente baixa.

Os adesivos diretos disponíveis incluem:

- Adesivo médico Dow Corning 355. Pode ser pintado com um pincel.
- Cosmedica PSA 1. Também pode ser pintado numa camada fina.
- Séries Fator II, Secure B e BT. Disponível em pincel ou spray em vários níveis de adesivo.
- Adesivos da série Cosmesil G. Disponível num sistema de cartucho de cura de platina de duas partes ou à base de água com tinta.

A retenção adesiva pode ser preferida quando o osso não tem vitalidade ou profundidade suficientes para suportar a carga dos implantes ou quando um raio apertado impede a realização de orifícios. Os doentes que foram submetidos a radioterapia apresentam frequentemente um crescimento ósseo reduzido na área tratada, o que reduz a possibilidade de uma osteointegração correta. Isto também se aplica a doentes com doenças como a osteoporose ou a osteomalácia. Embora os implantes possam constituir o melhor método de retenção, os doentes podem não querer submeter-se a uma nova cirurgia, caso em que os adesivos são provavelmente a melhor solução seguinte.

Existem, no entanto, algumas limitações aos métodos de retenção adesiva. O movimento da pele à volta da prótese pode fazer com que esta se solte e as margens se tornem visíveis com determinadas expressões faciais. Isto é especialmente um problema para as próteses auriculares e algumas próteses orbitais, onde o movimento na articulação mandibular temporal, na testa e nas bochechas é extenso. Este movimento deve ser tido em conta no início das fases de moldagem e escultura, em que pode ser pedido ao doente que mostre diferentes expressões faciais para determinar a deslocação do tecido que pode afetar as margens da prótese. Quando o movimento é excessivo, os métodos adesivos podem tornar-se inadequados ou, se não forem possíveis alternativas, deve ser utilizada uma versão forte.

Uma vez que os adesivos podem não ser aplicados até às margens finas de uma prótese, foram desenvolvidas técnicas para melhorar a adaptação marginal e a retenção do adesivo. Estas incluem a modificação do molde de trabalho por abrasão selectiva para alargar ainda mais as margens da prótese emplumada e a utilização de vaselina para melhorar a sua adesão. Estes métodos são ambíguos e sujeitos a imprecisões **[Wolfaardt et al, 1996b].**

Outra desvantagem dos adesivos é a elevada quantidade de limpeza e a remoção constante necessárias, que tendem a danificar as margens e causar a degradação do silicone e da coloração extrínseca. Isto significa que as próteses podem ter de ser substituídas a cada 6-8 meses. A limpeza é necessária para evitar a acumulação de humidade e infeção e tem de ser efectuada diariamente, o que para alguns doentes pode ser frustrante e difícil.

Alguns doentes também apresentam uma reação alérgica aos adesivos utilizados, o que pode levar a uma infeção e a um tratamento adicional se não for detectado a tempo.

Os adesivos podem também limitar o sentimento de segurança do doente devido à preocupação com a possibilidade de caírem e de se perderem se não forem notados **[Parel e Branemark, 1986].**

iv) Implantes osseointegrados

Os implantes osteointegrados constituem um método de retenção fixo, ancorado no osso, para fixar próteses externas ou orais e são definidos pelo Prof. Branemark como "um contacto direto entre o osso haversiano vivo e a superfície do implante carregado".II O resultado é um pilar que está permanentemente ligado ao osso do paciente, mas que sobressai através da pele para entrar em contacto com os componentes de retenção 40 da prótese. Os pilares têm normalmente um diâmetro exterior de 4 mm com um rebordo elevado, um recesso e um centro elevado com 2 mm de diâmetro. Um orifício roscado com 1 mm de diâmetro está localizado no centro. Atualmente, a retenção de implantes ainda é considerada o estado da arte.

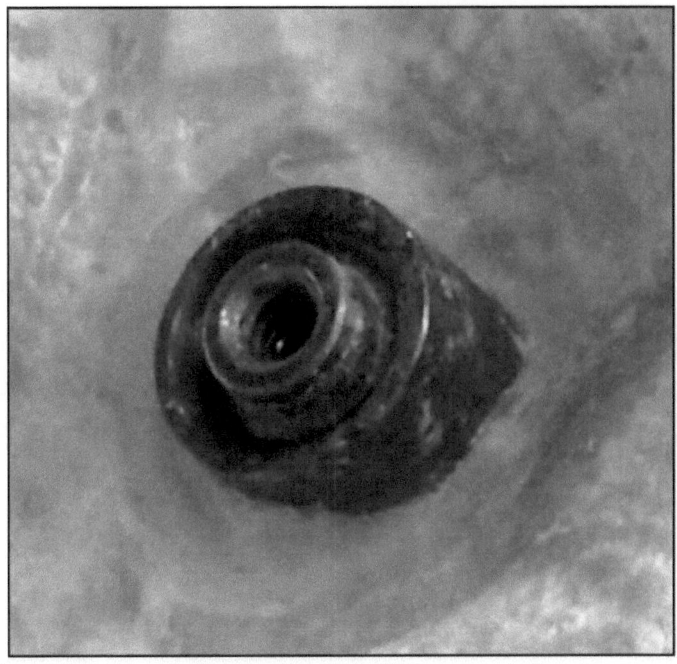

Figura 33. Uma réplica de pilar embutida numa réplica de gesso. O diâmetro exterior é de 4 mm.

A osteointegração ocorre quando o corpo aceita o contacto direto entre o osso e o implante. A técnica foi desenvolvida ao longo de quarenta anos, principalmente pelo Prof. P. I. Branemark e colaboradores, que utilizam titânio inerte e comercialmente puro. A liga é composta por:

- Ti - 99,75%
- Fe - 0,05%
- O - 0.1%
- N - 0.03%
- C - 0.01%

- Outros - 0,06%

É a inércia química do titânio e a elevada constante dieléctrica do revestimento de óxido que significa que o osso cresce à volta do implante em vez de o rejeitar e encolher.

A maior retenção oferecida pode proporcionar vantagens funcionais e estéticas significativas nas próteses faciais, incluindo uma maior precisão e um melhor ajuste marginal que é menos afetado pelo movimento dos tecidos moles que, de outra forma, permitiria que a prótese se movesse com as expressões faciais **[Seals et al, 1989, Wolfaardt et al, 1996b]**. Os ímanes de terras raras podem fornecer cerca de 500g - 1kg de força de separação e os grampos ainda mais, dependendo da forma como são ajustados. Isto também significa que as próteses não devem depender de cortes inferiores e do contacto com a pele, o que resulta numa redução da irritação e das hipóteses de desalojamento acidental. Um estudo sobre métodos adesivos concluiu que a força de adesão diminuiu significativamente durante o período de um dia, talvez devido aos movimentos do corpo e à transpiração **[Kiatamnuay et al, 2001]**. Foi igualmente observado que os doentes com pele seca (um efeito secundário da radioterapia localizada) também consideravam que os adesivos se tornavam irritantes.

Está disponível uma gama de métodos de fixação que utilizam implantes osseointegrados e que incluem ímanes, bolas, etc. Estes métodos de retenção são altamente precisos e são geralmente fáceis de utilizar pelo doente, uma vez que não dependem da aplicação regular de adesivos e de um ajuste cuidadoso para obter o posicionamento correto. Também permitem a inclusão de canais de arejamento, que são uma caraterística importante para reduzir a possibilidade de infeção causada pela acumulação de detritos e suor à volta da superfície de encaixe de uma prótese **[Wolfaardt et al, 1996b]**. Além disso, as forças de retenção podem ser alteradas para se adequarem às necessidades específicas dos doentes, alterando os tipos de ímanes e o aperto da bola/clipe.

No entanto, existem desvantagens e os implantes nem sempre são a melhor solução. É necessária uma cirurgia adicional, que pode parecer assustadora para um doente que já tenha sofrido um trauma significativo, pelo que alguns estão relutantes. Alguns doentes são desencorajados pelos pilares de retenção que atravessam a pele e são altamente visíveis quando a prótese não está a ser usada. Para alguns, as condições fisiológicas e de estilo de vida podem reduzir a adequação dos implantes. As vantagens e desvantagens da retenção de implantes estão resumidas na Tabela 2.

Advantages	Disadvantages
Secure fixation that allows an improved prosthetic fit	Requires further surgery that may be daunting for the patient
Allows for better designed prostheses that reduce the chances of irritation	Not always suitable where bone vitality is reduced
	There is an ongoing risk of infection where the abutments protrude through the skin, therefore daily cleaning is required.

Tabela 2. Vantagens e desvantagens da retenção de implantes

O processo de osteointegração

A fixação de implantes requer um planeamento cuidadoso entre o cirurgião, o protésico e o doente e técnicas cirúrgicas que evitem a geração de calor excessivo durante a perfuração do local do osso **[Worthing e Branemark, 1992].** A temperatura do osso não deve ser superior a 43°C, de modo a manter a sua vitalidade. Os MPTs trabalham normalmente com os cirurgiões para planear a localização dos implantes no pré-operatório. Podem ser utilizados pacotes de software como o Simplant (Materialise) para planear digitalmente os locais e transferir esta informação para produzir um guia físico que pode ser utilizado durante a cirurgia. Outros métodos incluem a produção de um guia montado na pele. Idealmente, o protésico deve estar presente durante a cirurgia para ajudar e aconselhar **[Thomas, 1994].** É utilizada uma broca de baixa velocidade e um limitador de profundidade para efetuar orifícios de 3-4 mm que são depois escareados e roscados com um parafuso de titânio. Os suportes dos implantes são então inseridos nos orifícios e as roscas internas dos implantes são cobertas antes de o retalho de pele ser recolocado e suturado. Numa operação em duas fases, os implantes devem ser deixados a osseointegrar com o osso durante 4 a 6 meses, período durante o qual deve ser evitada a carga.

Após o período de 4-6 meses, a linha de sutura original é reaberta e o tecido subcutâneo é removido para evitar o movimento livre da pele à volta do local do implante. O pilar é então aparafusado na rosca do implante e é colocada uma tampa de cicatrização na rosca do pilar. A área da superfície da pele à volta dos pilares é submetida a um penso de pressão durante cerca de sete dias. Após a remoção e um período de 3-4 semanas, podem ser obtidas impressões e utilizados os processos normais de construção de próteses.

AVANÇOS RECENTES

Os indivíduos com perda parcial de membros ao nível da mão e dos dedos, quer devido a amputação traumática ou a deficiência congénita, constituem as maiores populações de doentes no domínio da ausência do membro superior.

Apesar da sua prevalência, as alternativas de gestão protética nestes níveis de amputação distal têm sido historicamente limitadas. Contudo, nos últimos anos, foram desenvolvidas novas opções protésicas para colmatar esta lacuna. Estas surgiram no âmbito dos modelos de cuidados protéticos tradicionais e podem, com o tempo, ser complementadas por desenvolvimentos no âmbito de modelos menos tradicionais de "tecnologia disruptiva" de software de código aberto e impressão 3D. Embora não seja exaustiva, está disponível uma visão geral da gama crescente de opções de próteses parciais de dedos e mãos. É evidente que nenhuma abordagem única é universalmente melhor do que as outras, mas que a abordagem clínica correta é específica para cada doente e pode frequentemente envolver mais do que um dispositivo.

Até há pouco tempo, o tratamento protético da amputação parcial da mão tem-se baseado em três categorias básicas de próteses: restaurações estéticas passivas da mão, postes de oposição e próteses motorizadas pelo corpo. Ao decidir sobre o tipo de prótese a prescrever, as variáveis incluem a idade, o sexo, a profissão, o grau de atividade física, a tolerância aos aparelhos, o tipo de amputação e o envolvimento unilateral ou bilateral. Tal como acontece com outras amputações do membro superior, podem ser necessárias duas ou mais próteses para satisfazer a multiplicidade de necessidades do doente. A utilização de uma prótese experimental pode ser muito útil para determinar se um determinado tipo de prótese vai ao encontro das necessidades e expectativas do utilizador. [**Experiência de adaptação de próteses parciais de mão com dedos de alimentação externa. J.E.Uellemdahl**].

a) Postos fixos/posições

Uma opção de longa data que continua a ser uma consideração de tratamento viável nos casos em que se pretende uma construção e desempenho simples e robustos são os postes de oposição estáticos. [**Soltanian 2003**] Os postes de oposição são melhor utilizados por pessoas com o polegar remanescente e os dedos ausentes ou com o polegar ausente e os dedos restantes. Como o nome indica, um poste de oposição consiste num poste rígido ligado à mão remanescente com um encaixe protético para se opor a quaisquer dedos remanescentes. Os pilares de oposição são geralmente simples e duradouros. (Figura 34, 35) Embora se possa obter uma aparência anatómica modesta com estas aplicações, o seu principal objetivo é a função em detrimento da estética. Dada a vasta gama de apresentações de amputação que são encontradas a estes níveis distais, há uma série de variações do conceito de poste. Todas elas se baseiam na premissa de alavancar uma porção da mão ou dedo residual contra um elemento protético fixo para imitar uma ação de preensão ou fornecer uma superfície oposta estável. As Figuras 36 e 37 ilustram a gestão de uma deficiência do polegar com o polegar de duas posições APRL, permitindo opções de preensão largas e estreitas.

Numa abordagem relacionada, o M-Thumb da Partial Hand Solutions é uma opção de polegar estático desenvolvida mais recentemente e disponível no mercado que pode ser posicionada passivamente pelo utilizador em flexão, extensão e rotação para se adaptar a diferentes requisitos de preensão. A Figura 38 ilustra um conceito alternativo em que a prótese restaura a superfície palmar do membro residual e transfere as cargas de elevação dos dedos residuais sensíveis para a superfície dorsal mais tolerante do antebraço.

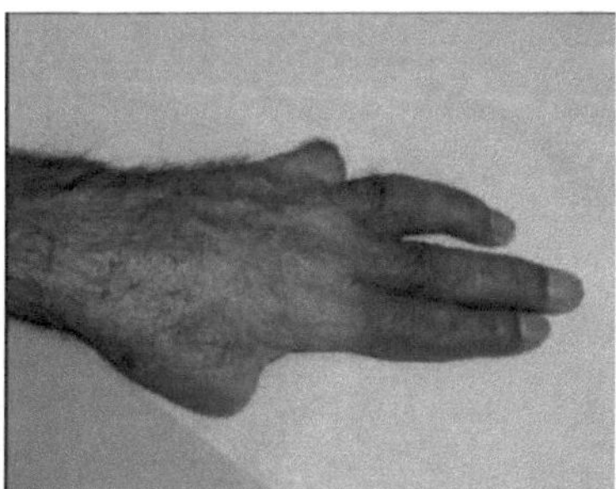

Figura 34. Mão que necessita de um poste de oposição para permitir a preensão com os dedos indicador, médio e anelar intactos

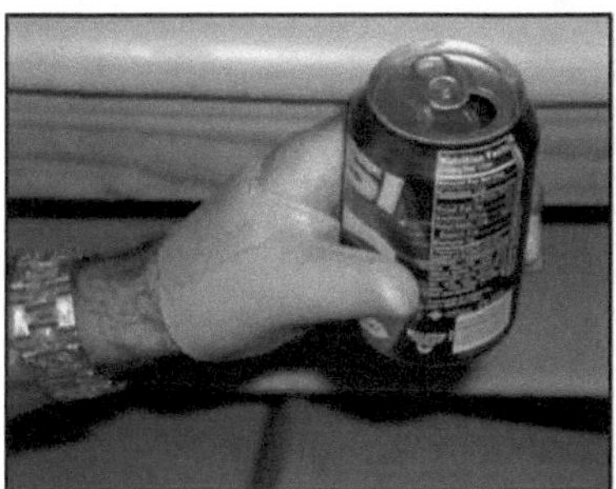

Figura 35. Prótese feita de plástico rígido com espuma compatível na superfície de preensão

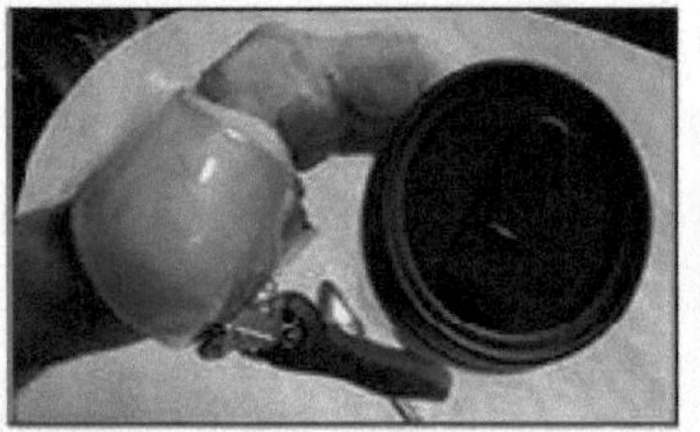

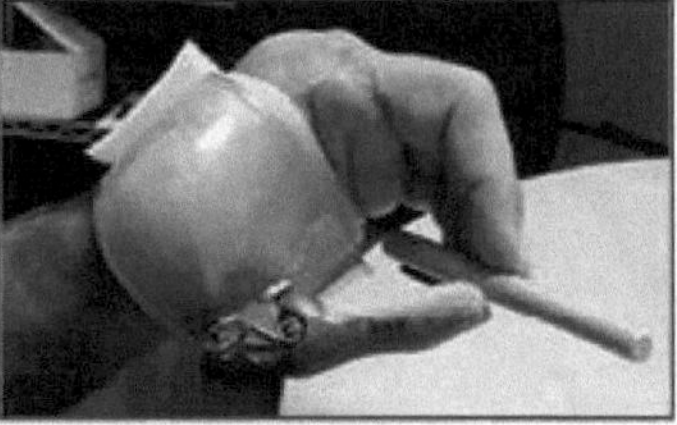

Figura 36. Deficiência do polegar com **Figura 37.** Deficiência do polegar com o polegar em duas posições APRL; largo o polegar em duas posições APRL;

Punho estreito

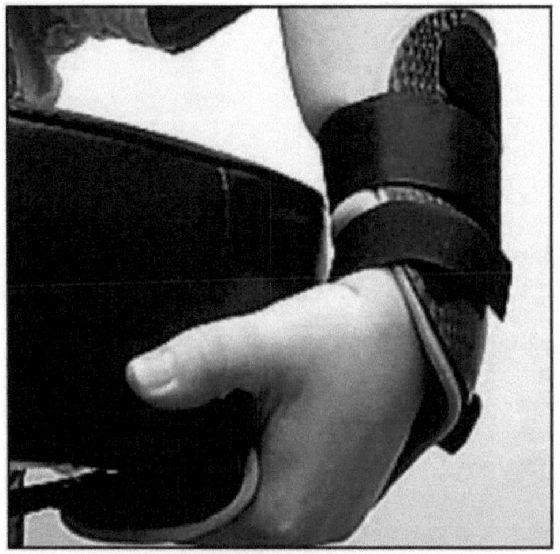

Figura 38. Conceito alternativo de transferência de carga

b) Opções de alimentação do corpo

Para amputações de dedos na articulação DIP ou perto dela, o Bio-Mechanical Prosthetic Finger (BPF) da Naked Prosthetics (anteriormente RCM Enterprise) representa uma opção de alimentação corporal que permite ao utilizador regular o movimento de flexão e extensão na articulação DIP através dos seus movimentos na articulação interfalângica proximal (PIP). O sistema de ligação, inventado por Colin Macduff para resolver a amputação do seu próprio dígito, associa o movimento fisiológico de flexão da PIP com a flexão da DIP protética (Figura 39). Da mesma forma, a extensão protética da DIP é criada e controlada pela extensão fisiológica da PIP. Assim, em contraste com os pilares de oposição estáticos e as restaurações de silicone, o utilizador tem a capacidade de controlar ativamente o movimento e a posição da prótese. Além disso, a construção da estrutura do BPF fornece um invólucro protetor à volta do dedo residual que protege o dedo, frequentemente sensível, dos impactos e pressões ambientais.

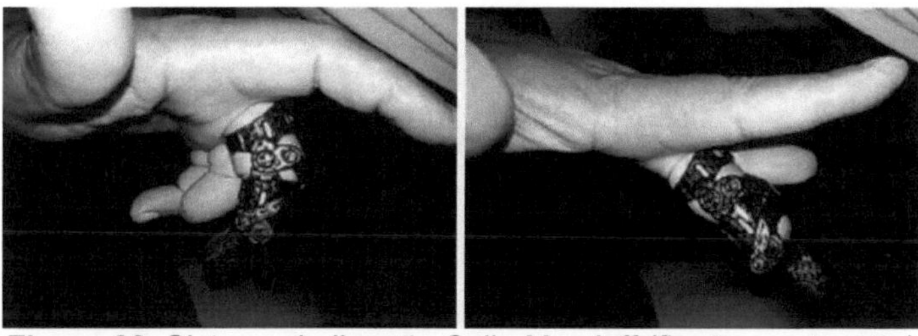

Figura 39. Sistema de ligação Colin Macduff (flexão e extensão)

Historicamente, houve tentativas de fornecer próteses acionadas pelo corpo para amputações parciais da mão, como a mão Robin Aids, que podia ser configurada de várias formas para substituir a perda total dos dedos. Esta mão utilizava um arnês de controlo no ombro. No entanto, a mão Robin Aids já não está disponível no mercado. Os sistemas mais recentes de controlo corporal incluem o X-Fingers (http://www.didrickmedical.com) e o M-Fingers

(http://partialhandsolutions.com). Os X-Fingers utilizam um design de ligação múltipla, tipicamente utilizado para acionar as articulações interfalângicas distais (DIP) e interfalângicas proximais (PIP) com a força e a excursão da articulação metacarpofalângica (MCP) do dedo afetado (Figura 38). O X-Finger tem indicações limitadas para utilização, uma vez que é essencialmente um desenho acionado pelo dedo e requer alavanca suficiente distal à MCP para produzir força utilizável. A cobertura cosmética é problemática.

[Mikosz 2008].

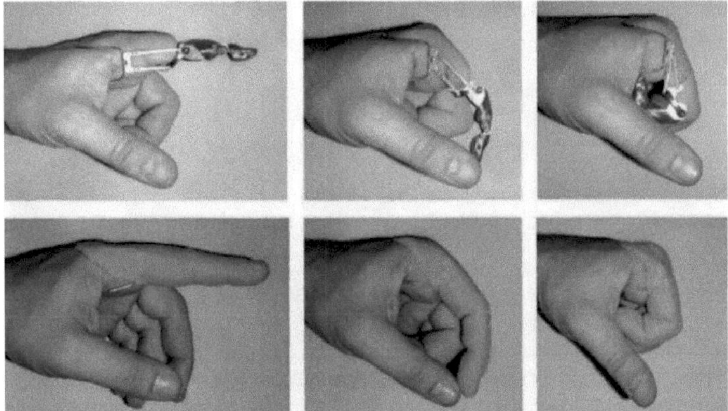

Figura 40. X-Finger alimentado pelo corpo sem cobertura de silicone e com cobertura de silicone

Desenvolvido por Matthew Mikosz, CP/L, um especialista em próteses de membros superiores, para amputações de dígitos na articulação PIP ou perto dela, o Partial Hand Solutions' Partial M-Finger proporciona um controlo protético do movimento da articulação PIP com a energia do corpo. Tal como acontece com o BPF, a flexão protética é acoplada ao movimento do segmento articular mais próximo, uma vez que a flexão anatómica na articulação metacarpofalângica (MCP) cria uma flexão protética na articulação PIP. Isto é efectuado através de um sistema de ligação flexível no qual um cabo Spectra é executado a partir da base do dedo

M parcial, através do dorso da falange proximal, ligando-se proximalmente à articulação MCP (Figura 41). A tensão do cabo Spectra determina a capacidade de resposta do sistema, ou a rapidez com que o movimento protético da articulação PIP ocorre com a flexão da articulação MCP. Devido à natureza flexível do sistema de ligação baseado em cabo, a extensão da articulação PIP não está diretamente acoplada à extensão da articulação MCP, mas é impulsionada por molas internas dentro do M-Finger parcial individual e ocorre na ausência de tensão do cabo dorsal .

As peças protésicas dos dedos estão disponíveis em três comprimentos diferentes e são montadas em encaixes personalizados, que são frequentemente fabricados em silicone devido aos benefícios que o material oferece, em particular a capacidade de amortecer e proteger os segmentos residuais dos dedos, assegurando simultaneamente um ajuste ótimo.

A fixação distal do cabo é melhor obtida através de uma bainha de silicone que assenta no dorso da mão mas circunda o pulso distalmente. Isto proporciona um ponto de fixação seguro e confortável sem restringir indevidamente o movimento da restante mão e do pulso.

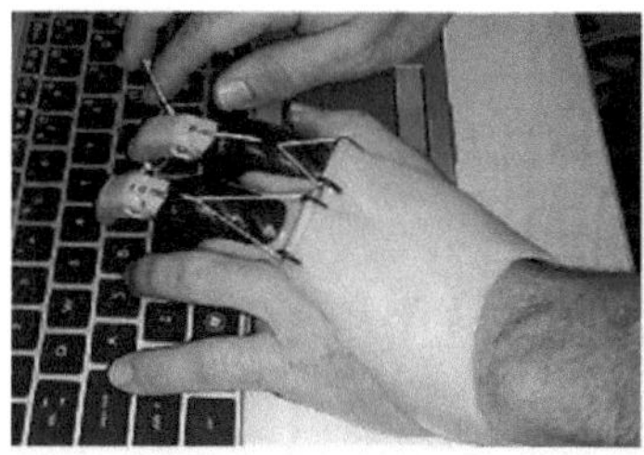

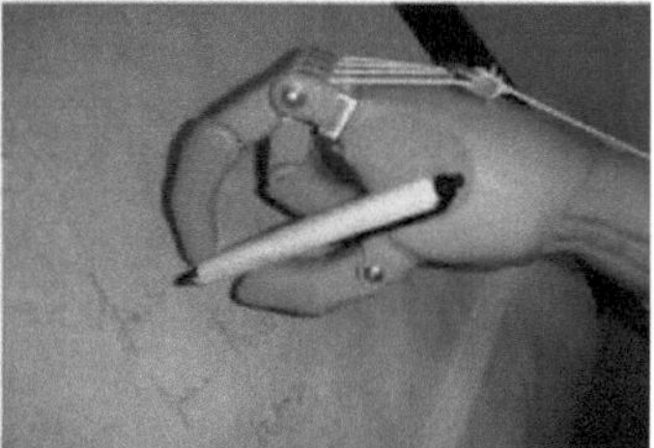

Figura 41 a) M-Finger, fixando **Figura 41b)** Prótese M-Finger

proximal à articulação MCP instalada num amputado transmetacarpiano;

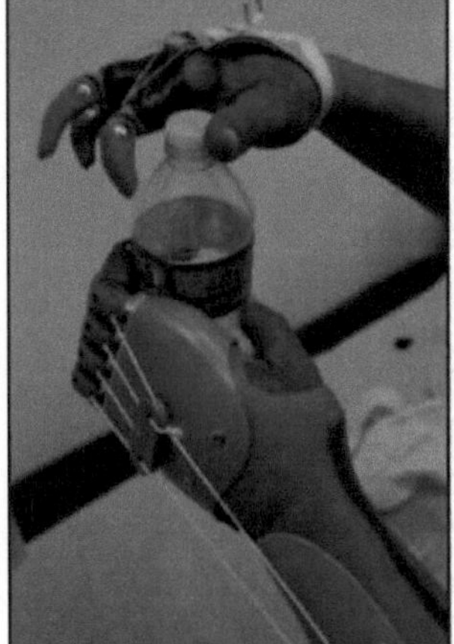

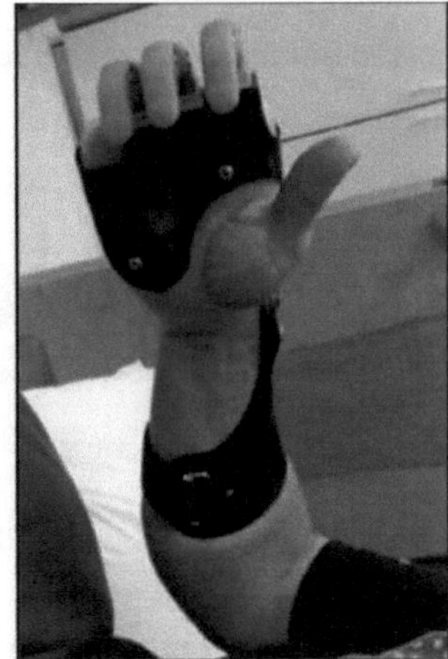

Figura 41 c) M-Finger bilateral **Figura 41 d)** Mfitting de três dedos com desenho de pulso em Prótese de dedo com nível de pulso à esquerda e desenho de dedo em soquete de silicone e pré-impregnado à direita estrutura de carbono.

Os M-Fingers usam um design acionado por cabo no pulso, em que a flexão do pulso causa a flexão dos dedos nas articulações MCP e PIP dos dedos protéticos, a articulação DIP é fixa [2] (Figura 41). A prótese M-Finger utiliza um desenho Whiffletree para permitir uma preensão conformável, em que o movimento dos dedos continua até ser bloqueado pelo objeto que está a ser agarrado. A força de preensão é baixa devido à conceção mecânica, no entanto, devido à preensão adaptável, a preensão é adequada em muitos casos. Uma desvantagem da conceção acionada pelo pulso é que o movimento do pulso está ligado à flexão dos dedos e nenhum deles pode ser posicionado de forma independente. Além disso, a força de preensão sustentada exige a manutenção da posição do pulso. O acabamento cosmético é difícil. Os M- Fingers também estão disponíveis num desenho acionado pelos dedos para amputados parciais dos dedos. Estes dedos utilizam a flexão da MCP para acionar a flexão da PIP, passando um cabo do lado dorsal da articulação MCP intacta para o lado palmar da articulação PIP protésica (Figura 41 c). A utilização dos MFingers para controlo dos dedos requer um comprimento suficiente do dedo envolvido distal à articulação MCP para produzir força e excursão adequadas. Outra opção de mão parcial movida pelo corpo é o chamado gancho de mão (Fig. 4). Este dispositivo utiliza um preensor de gancho convencional fixado na palma da prótese parcial da mão utilizando um encaixe rígido, dobradiças flexíveis e um arnês em forma de 8. O controlo é obtido através de combinações de movimentos do cotovelo, do ombro e da escápula. Este tipo de controlo produz força e excursão para um bom funcionamento do dispositivo terminal. As desvantagens da utilização das articulações proximais para controlar o dispositivo terminal são o facto de o dispositivo terminal estar ligado a estes movimentos proximais e não poder ser controlado independentemente e de estes movimentos poderem parecer pouco naturais. O controlo por cabo movido pelo corpo tem a vantagem inerente de fornecer feedback propriocetivo ao utilizador relativamente à força, posição e velocidade do movimento através da ligação do componente controlado às articulações fisiológicas proximais. **[Childress et al 2004]**

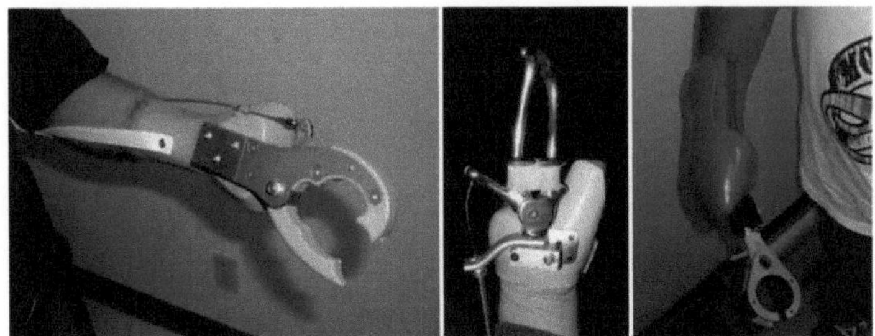

Figura 42. Um gancho de fecho voluntário com fixação palmar;

c) Opções de alimentação externa

As amputações parciais da mão têm sido difíceis de adaptar com dispositivos eléctricos externos devido ao espaço limitado disponível para os mecanismos protésicos. As primeiras próteses eléctricas para mãos parciais, tais como as descritas por Weir **[1989]**, Gow **[2001]**, Putzi **[1992]**, Biden **[1997]** e Lake **[2009]**, não estavam disponíveis no mercado. A mão transcarpal Otto Bock, disponível no mercado, não é configurável para diferentes ausências de dedos e é mais adequada, como o nome indica, para as amputações parciais mais proximais da mão. Uma distinção entre as tentativas de fornecer soluções alimentadas externamente para amputados parciais da mão é o facto de o mecanismo de acionamento estar no corpo da mão ou contido nos dedos. Para que o mecanismo possa ser aplicado ao maior número de amputados parciais da mão, o mecanismo de acionamento deve estar contido nos dedos. Apenas os projectos originalmente propostos por Weir **[1989]** (Fig. 5), Gow **[2001]** e, mais recentemente, Schulz **[2010]** satisfazem este requisito.

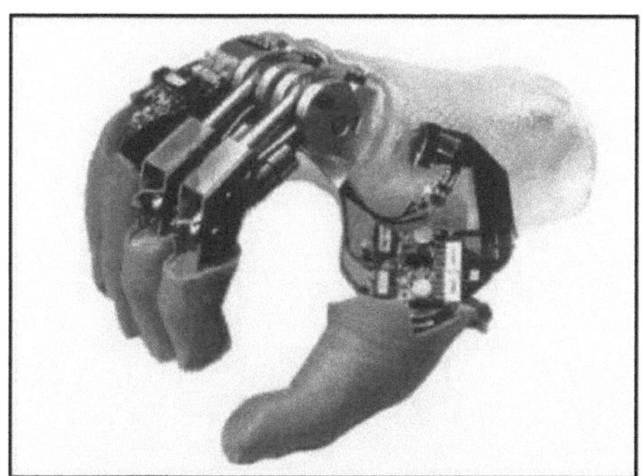

Figura 43. Protótipo de prótese parcial da mão com dedos acionados individualmente

As próteses parciais de mão movidas a eletricidade oferecem vantagens em relação aos sistemas movidos pelo corpo acima referidos. Não é necessária qualquer força ou excursão para o funcionamento e a ativação dos dedos pode ser independente da posição da articulação proximal. Sem a necessidade de força produzida pelo utilizador, estes sistemas podem ser mais adequados para indivíduos com membros residuais sensíveis, como pode resultar de danos causados por uma lesão traumática. Além disso, a aderência do é mantida sem necessidade de controlo prolongado. O dispositivo elétrico não pode ser conduzido para trás e a força de preensão é geralmente maior do que a obtida com os dispositivos conduzidos pelo pulso. As próteses eléctricas para próteses parciais da mão também têm desvantagens em comparação com os modelos movidos pelo corpo. Não existe feedback direto do sistema de controlo relativamente à posição do dedo, à velocidade do movimento ou à força gerada. O espaço necessário para o hardware de controlo e alimentação dos dedos é difícil de alojar dentro dos limites normais do espaço natural da mão, o que dificulta o acabamento estético.

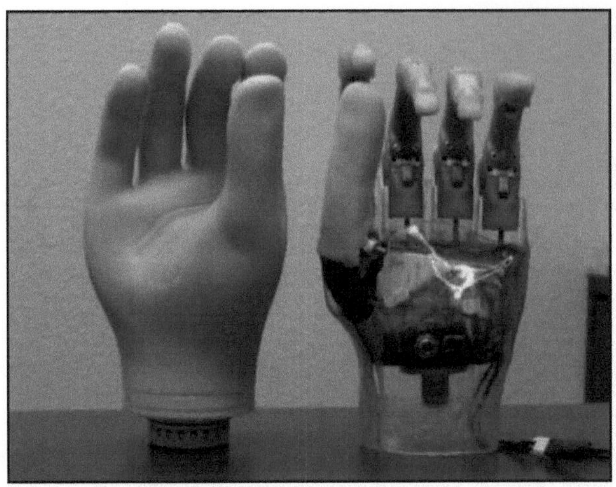

Figura 44. Protótipo de mão concebido com quatro dedos ProDigit e um polegar M adequado para amputações ao nível transcarpal e proximal. O controlador, a bateria de 1300 mAh, a porta de carregamento e o interrutor de ligar/desligar estão alojados no corpo da mão. Uma mão elétrica do sistema Otto Bock com desconexão rápida é mostrada para referência de tamanho.

É de salientar que, em casos de amputações mais proximais, como a transcarpal, a desarticulação do pulso e a transradial longa, os sistemas de dedos motorizados podem permitir uma melhor cosmese em comparação com outros desenhos de mãos, proporcionando espaço no corpo da mão para o sistema de controlo e a fonte de alimentação (Figura 44). Com a introdução comercial do ProDigits pela Touch Bionics Inc. em 2007, tornaram-se viáveis possibilidades interessantes para a instalação de próteses de dedos alimentadas externamente.

i. DESCRIÇÃO DOS PRODÍGIOS

O ProDigits surgiu do projeto Edinburgh Modular Arm System (EMAS), que teve início em 1988 e conduziu ao desenvolvimento de uma prótese de braço completo movida a eletricidade, colocada num amputado ao nível do ombro em 1998.

[Gow et al. 2001]

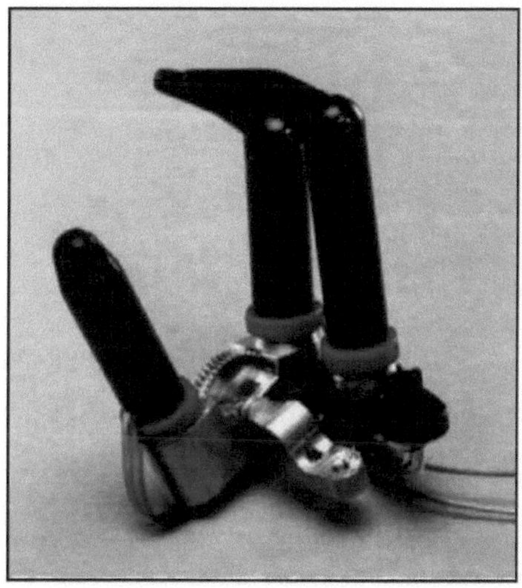

Figura 45. Exemplo do primeiro sistema ProDigit instalado clinicamente

Os primeiros ensaios clínicos do ProDigits para próteses parciais da mão foram relatados por **Ronald em 2001** (Figura 45). O atual sistema ProDigits é constituído por dedos, uma unidade de controlo, uma fonte de alimentação e sensores de entrada de sinal . Cada dedo é constituído por um motor e um sistema de acionamento que articula a articulação MCP (Figura 46).

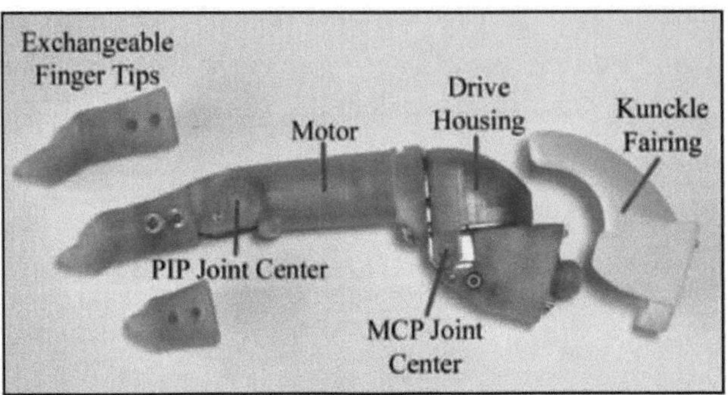

Figura 46. Componentes do ProDigit

É colocado um cabo de modo a que a flexão MCP provoque a flexão PIP nos dedos indicador, médio, anelar e mindinho, o IP do polegar não se articula. Não existe articulação no DIP. Existem dois tamanhos de motor que permitem quatro comprimentos diferentes de dedos proximais. Além disso, existem comprimentos de ponta de dedo intercambiáveis. A conceção atual requer a ausência de dedos 34 mm proximal à articulação MCP para obter um comprimento normal dos dedos. Uma vez que cada dedo é autónomo, é possível acomodar uma variedade de amputações parciais da mão. A unidade de controlo com microprocessador aceita duas entradas de controlo e tem cinco controladores de motor. A unidade de controlo é configurável através de uma interface Bluetooth sem fios. As estratégias de controlo que utilizam uma ou duas entradas podem ser selecionadas a partir de menus pendentes, de acordo com as necessidades e preferências específicas do amputado. Os ganhos e limiares dos sinais podem ser ajustados no software. Existem atualmente dois tipos de entradas de controlo recomendadas para utilização com o ProDigits: os mioelectrodos e as resistências sensíveis à força (FSR). Ambos os tipos de entradas podem ser utilizados para estratégias de controlo de um único local ou de dois locais.

d) Fera Ciborgue

Desenvolvida por Jorge Zuniga, doutorado, e pela sua equipa de investigação na Universidade de Creighton, a Besta Ciborgue é descrita como uma mão "encaixável" que requer "movimento e força do pulso suficientes para funcionar corretamente". Pode ser impressa e montada por pessoas interessadas com acesso a uma impressora 3D. Em contraste com as abordagens descritas anteriormente, com encaixes personalizados e tamanhos de dedos de stock, o Monstro Ciborgue é personalizado para cada doente através da escala das especificações de tamanho das peças individuais antes da impressão. Isto pode ser feito de acordo com a idade de uma criança ou através da medida anatómica de um indivíduo. As peças individuais são impressas e montadas de acordo com instruções de acesso livre **[The Expanding Options of Partial Hand Prostheses¡Phil Stevens 2015]**. O controlo corporal desta abordagem é semelhante ao descrito com o sistema M-Finger, na medida em que a flexão do pulso proporciona uma excursão através de um sistema de cabos que é montado proximalmente ao pulso, corre ao longo do dorso da mão e se insere na base dos dígitos protésicos individuais.

e) Mão de Raptor

Descrita como um esforço de colaboração entre alguns dos melhores designers da comunidade de próteses 3D e-NABLE, a Raptor Hand (Figura 47) foi concebida tendo em mente a "facilidade de impressão e montagem". As caraterísticas únicas desta mão incluem pinos de montagem impressos em 3D, evitando a necessidade de parafusos Chicago, e um sistema modular de tensionamento de cabos. O sistema é ainda descrito como o produto das "melhores e mais amplamente testadas ideias de um ano de inovação colectiva". Tal como acontece com o Cyborg Beast, o Raptor é dimensionado com base em medições anatómicas antes da impressão e depois montado utilizando peças impressas e espumas, cabos e hardware acessórios facilmente adquiridos. **[Phil Stevens 2015]**

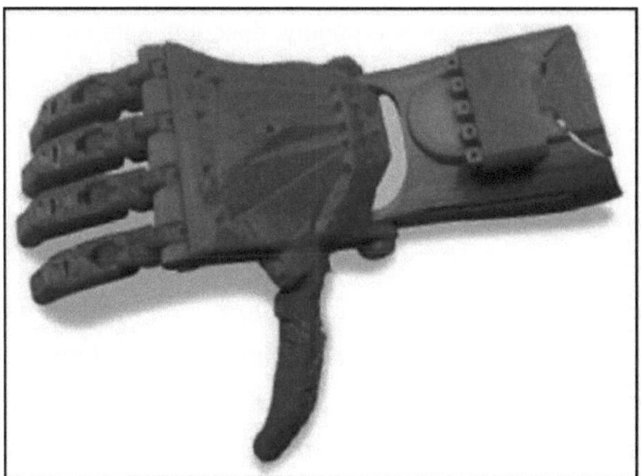

Figura 47. A mão do Raptor

A inclusão do Cyborg Beast e da Raptor Hand neste artigo não deve ser interpretada como uma aprovação destes modelos por parte de protésicos certificados. Embora intrigantes, estes modelos e outros semelhantes suscitam uma série de preocupações no que respeita à responsabilidade e à conformidade com a Food and Drug Administration (FDA) dos EUA. Uma vez que estes dispositivos afectam a estrutura e a função do corpo humano, devem, em última análise, ser considerados dispositivos médicos, sujeitos à supervisão e decisão da FDA. A natureza não regulamentada, heterogénea e inconsistente dos seus desenhos, impressão, montagem e fornecimento apresenta preocupações óbvias no que diz respeito ao controlo de qualidade e à consistência. Até que a sua segurança e eficácia sejam devidamente escrutinadas e asseguradas, o fornecimento de tais sistemas cria riscos de responsabilidade para os fornecedores de próteses estabelecidos. No entanto, os conceitos de design que estão a surgir nestes dispositivos impressos em 3D e as colaborações com os designers por detrás deles irão provavelmente influenciar as futuras soluções de próteses parciais da mão.

f) Dígito do membro i e Dedo de Vicente

A transição dos sistemas alimentados pelo corpo descritos até agora para sistemas alimentados externamente é representada pelo sistema de dígitos i-limb da Touch Bionics (Figura 48) e pelo Vincent Finger da Vincent Systems (Figura 49). Embora as mãos protésicas alimentadas externamente estejam disponíveis comercialmente há décadas, os sistemas de dígitos alimentados externamente têm sido desafiados pelas suas limitações espaciais inerentes. Os sistemas actuais alojam a bateria e os componentes adicionais no antebraço para reduzir o volume do sistema operativo na própria mão.

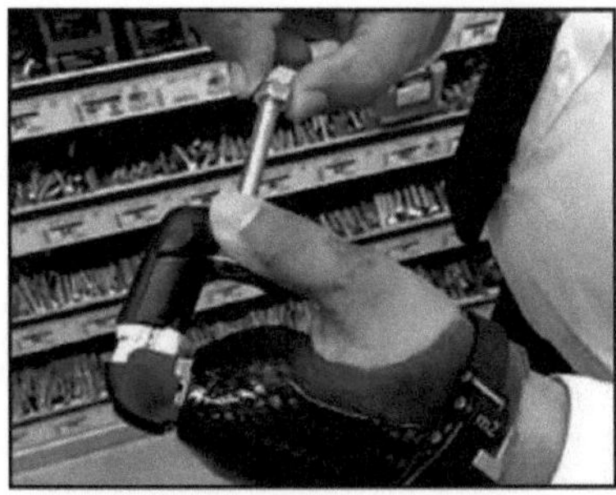

Figura 48. Sistema de dígitos i-limb da Touch Bionics

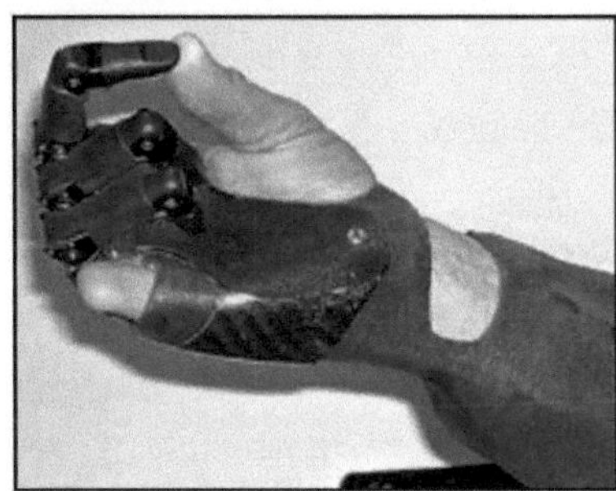

Figura 49. Dedo de Vincent Systems' Vincent Finger

As vantagens dos sistemas alimentados externamente são consistentes com as observadas na gestão de sistemas protéticos de membros superiores mais proximais. O comprimento dos dígitos protésicos na sua base limita efetivamente a candidatura a estes sistemas às pessoas com amputações nas articulações MCP ou perto delas.

i. DESCRIÇÃO DE VINCENT FINGERS

A Vincent Systems GmbH - Medical Technics Group, da Alemanha, oferece o mais recente sistema de dedos motorizados disponível comercialmente. O Sistema Vincent surgiu do trabalho de Schulz, que esteve envolvido no desenvolvimento de próteses e mãos robóticas no Instituto de Tecnologia de Karlsruhle por mais de uma década **[Kargov et al. 2007]**. O sistema de dedos motorizados de Vincent consiste em dedos motorizados individualmente com articulação na junta MCP e na junta PIP (Figura 50). A articulação MCP é acionada pelo motor e a articulação PIP está ligada ao movimento MCP com suportes metálicos flexíveis.

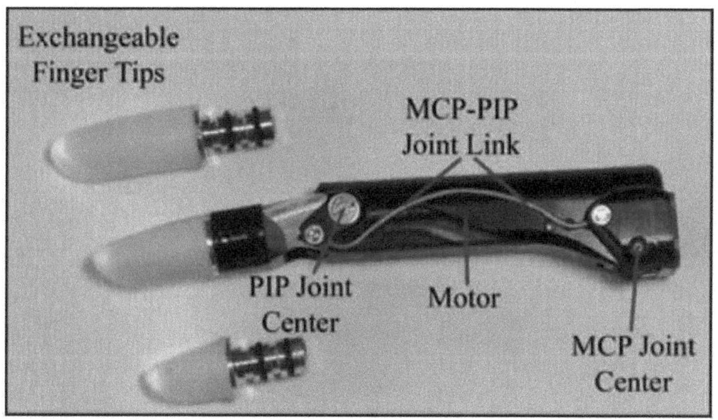

Figura 50. Componentes do dedo da Vincent Systems

Este design permite que a força seja exercida pelo segmento distal do dedo quando o dedo se move em extensão e flexão, uma caraterística não disponível nos designs que utilizam uma ligação unidirecional para acionar a articulação PIP. São oferecidos dois tamanhos de motor e vários comprimentos de ponta de dedo para corresponder aos comprimentos dos dedos de uma variedade de tamanhos de mão. A pequena altura de construção permite a adaptação de muitas mais pessoas com ausência parcial da mão, mantendo as proporções naturais da mão **[Schafer 2009]**. Os dedos também são muito menores na dimensão anterior/posterior, proporcionando uma mão mais fina (Fig. 51). O controlo dos dedos de Vincent é fornecido por um microprocessador que aceita uma ou duas entradas de controlo. Os ganhos e limiares do sinal podem ser ajustados com a interface do computador.

A alimentação eléctrica é fornecida por uma bateria de lítio de 7,4 volts. A caraterística mais notável do sistema de alimentação é o módulo de porta de carga/interrutor de ligar/desligar que está ligado ao carregador com uma ligação magnética.

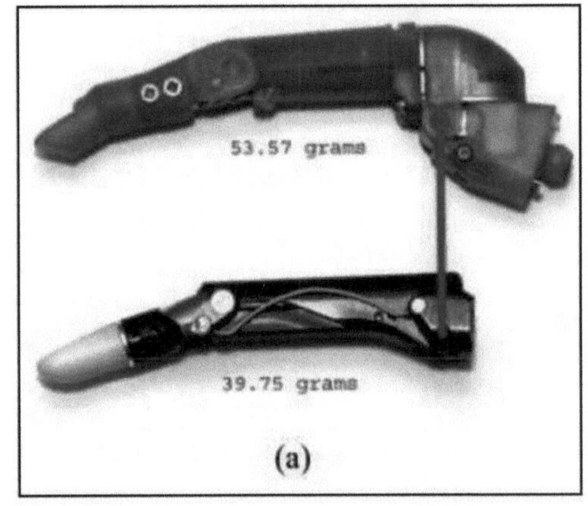

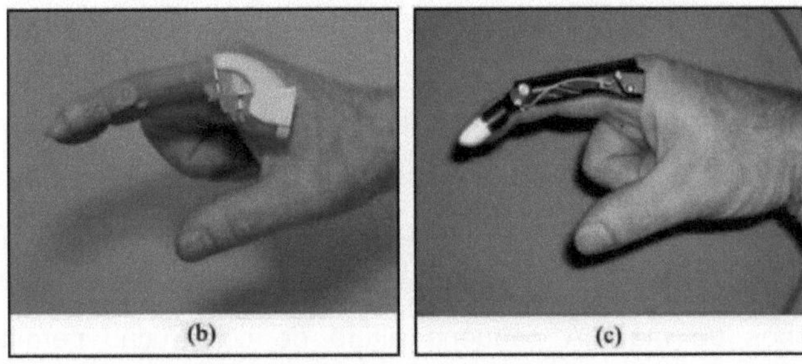

Figura 51. (a) Vincent Finger (dedo preto) apresentado com um ProDigit. Ambos os dedos são mostrados com o motor maior que está disponível em ambos os fabricantes. Como mostrado, o ProDigit pesa 53,57 gramas e o Vincent Finger pesa 39,75 gramas. Os centros das

articulações MCP são indicados pela linha vermelha; (b) ProDigit mostrado sobreposto na mão masculina adulta; (c) Vincent Finger mostrado sobreposto na mesma mão masculina adulta. Ambos os dedos têm o mesmo comprimento do centro da articulação MCP até a ponta do dedo.

O controlador Vincent System ofereceu um modo -Power Boosth que aumenta a força de preensão pulsando rapidamente o motor do dedo. Com o -Power Boosth ativado, o binário no MCP era de 0,58 pés-lbs. Embora a TouchBioinics ofereça uma função -Pulseh semelhante na mão completa iLimb, não era uma opção no controlador fornecido com o ProDigits.

f) O sistema NEPH (Neural-Enabled Prosthetic Hand)

Um sistema de mão protética com capacidade neural (NEPH) pode ser utilizado fora do laboratório, num ambiente quotidiano do mundo real. Ao contrário dos sistemas de mãos protésicas disponíveis no mercado, que apenas enviam sinais eléctricos dos músculos para acionar motores que abrem e fecham a mão, o sistema NEPH (Figura 52) funciona num sistema bidirecional que estimula pequenos grupos de fibras sensoriais nos nervos periféricos do utilizador, proporcionando-lhe uma sensação de tato.

O utilizador do sistema NEPH pode avaliar se tocou em algo, "sentir" a mão a abrir e a fechar e até avaliar a firmeza com que agarra um objeto, uma vez que as fibras nervosas do membro residual são estimuladas pelos fios finos implantados no interior dos nervos.

Todos os componentes são montados na prótese ou implantados no corpo. O sistema é familiar para o doente, pois não é muito diferente da utilização e do uso de uma prótese normal, mas com a NEPH, quando toca em algo, sente a mão e os dedos fantasma que perdeu.

Este sistema NEPH é o primeiro de uma série de possibilidades de avanços médicos utilizando dispositivos semelhantes de estimulação neural. No futuro, os cientistas prevêem a aplicação da tecnologia para estimular a sensibilidade numa população muito maior de indivíduos com amputações dos membros inferiores.

[Science Daily novembro de 2018]

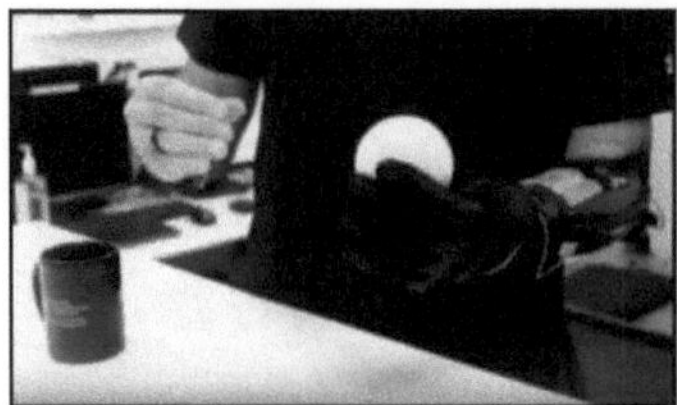 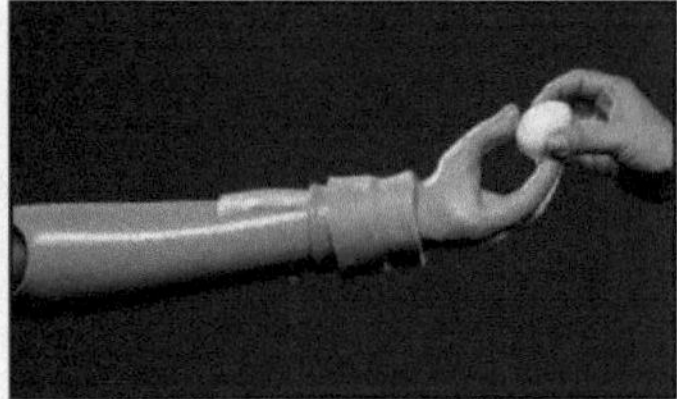

Figura 52. O sistema de mão protética habilitada para neurónios (NEPH)

IMPORTÂNCIA DA REABILITAÇÃO

A amputação apresenta desafios multidireccionais. Afecta a função, a sensação e a imagem corporal. As reacções psicológicas variam muito e dependem de muitos factores e variáveis. Na maioria dos casos, a experiência predominante da pessoa amputada é a de perda: não só a perda óbvia do membro, mas também as perdas resultantes em termos de função, autoimagem, carreira e relações **[Engstrom et al. 1999]**. Cerca de >30% das pessoas amputadas sofrem de depressão **[Ghous 2015]**. A morbilidade psicológica, a diminuição da autoestima, a distorção da imagem corporal, o aumento da dependência e níveis significativos de isolamento social são também observados no acompanhamento a curto e longo prazo após a amputação **[Sahu et al. 2016]**. Vários problemas relacionados com a imagem corporal podem ser frequentemente sentidos após a amputação, como a ansiedade e a deficiência e/ou disfunção sexual. **[Verschuren et al. 2015]** Os homens relataram sentir-se castrados pela amputação, enquanto as mulheres são mais susceptíveis de relatar um sentimento de culpa sexual e - punidas ll por alguma transgressão real ou imaginada pela amputação. **[Verschuren et al.2013]**

Um estudo **[Gallagarh e Maclachlan 2000]** que investigou os pensamentos positivos na amputação mostrou que 56% das pessoas pensavam no seu membro amputado. Os participantes declararam muitas razões como coisas boas que aconteceram após a amputação, tais como a independência que lhes foi dada pela amputação e pela prótese, a mudança subsequente na sua atitude em relação à vida, a melhoria da capacidade de lidar com a situação, os benefícios financeiros, a eliminação da dor e o facto de a amputação ter sido uma construção de carácter para alguns deles. Além disso, a descoberta de um significado positivo foi significativamente associada a capacidades físicas e avaliações de saúde mais favoráveis. Os bebés que nascem com um membro congénito em falta adaptam-se adequadamente à medida que aprendem a fazer uso compensatório das suas faculdades restantes. As crianças adaptam-se bem à perda de função e manipulam próteses e outros membros com grande agilidade. São particularmente sensíveis à aceitação e rejeição dos seus pares **[Boyle et al 1982]**. A amputação na pré-adolescência ou

O grupo etário dos adolescentes constitui uma grande ameaça para a identidade sexual emergente.

[Tebbi e Mallon 1987]

Vários estudos iniciais sugeriam que os idosos amputados corriam um maior risco de sofrer de perturbações psiquiátricas, como a depressão. Estudos mais recentes descobriram exatamente o contrário **[Frank et al. 1984]**. Em qualquer dos casos, os maiores desafios para o jovem amputado são em termos de identidade, sexualidade e aceitação social, e para o idoso, em termos de subsistência, capacidade funcional e relações interpessoais. O desemprego está associado a um maior grau de stress psicológico e pode ser um preditor de dor fantasma **[Parkes 1973]**. Os indivíduos que sofrem de dor, infeção e revisão do membro residual tendem a desenvolver um maior grau de desespero e desistência do que aqueles que não sofrem. Uma amputação mal efectuada quase garante uma má reabilitação. Embora uma amputação bem efectuada não garanta um resultado de reabilitação bem sucedido, torna certamente mais possível uma reabilitação bem sucedida

[Bradway et al. 1984]. A psicoterapia ajuda a aceitar a imagem corporal, reduzindo assim a angústia. Este facto reforça a necessidade de avaliação e intervenção psicológica após a amputação para prevenir anomalias psicológicas.

A utilização de uma prótese bem adaptada reduz a dor e a depressão pós-amputação **[Bhuvaneswar 2007]**. Pelo contrário, se a aplicação da prótese estiver ausente ou for adiada, registam-se maiores graus de ansiedade, tristeza, e autoconsciência. Os elementos cruciais parecem ser a integração da prótese na imagem corporal e a concentração da atenção na função futura e não na perda passada **[Moore e Malone 1989]**. A boa suspensão, por si só, não é suficiente para a aceitação das próteses de dedos por parte dos pacientes. Para muitos doentes, um elevado nível de cosmética é fundamental. Caraterísticas como uma forma agradável, margens finas, unhas realistas e cores, contornos e pormenores realistas são também essenciais para a satisfação do doente. Este nível de restauração é mais bem sucedido quando as próteses dos dedos são esculpidas individualmente e coloridas in situ sob uma variedade de condições de iluminação.

Apesar da disponibilidade de competências avançadas, dos melhores materiais e do apoio laboratorial, por vezes, a anatomia do defeito pode ser um obstáculo ao fornecimento de uma prótese melhor.

Com os avanços na perícia, tecnologia e materiais disponíveis atualmente, a reabilitação de um dedo amputado deixou de ser um desafio estético. Quando fabricadas com imenso cuidado, podem ser tornadas realistas. Uma prótese estética bem fabricada pode ajudar a dar apoio psicológico aos doentes. É um direito dado por Deus a cada ser humano parecer humano. Reabilitar os defeitos da mão ou dos dedos com uma prótese artificial pode ser gratificante e satisfatório tanto para o doente como para o protésico maxilofacial.

CONCLUSÃO

A perda de uma ou de ambas as mãos/dígitos é uma experiência devastadora, que exige um apoio psicológico e uma reabilitação física significativos. O ato de substituir uma mão em falta para restaurar tanto a função como a forma tem desafiado os seres humanos desde há milénios. Embora os materiais e os desenhos tenham evoluído muito, ainda não foi possível construir ou criar um substituto totalmente satisfatório para os indivíduos no país com amputações graves do membro superior

A Índia tem cerca de meio milhão de amputados e todos os anos surgem mais amputados. Os amputados na Índia são predominantemente do sexo masculino, rurais, pobres e do grupo etário ativo. As taxas de prevalência variam muito de estado para estado. Uma proporção significativa das amputações registadas parece dever-se a lesões sofridas em acidentes ferroviários e rodoviários e devido a equipamento agrícola.

As próteses existem desde a antiguidade, mas a tecnologia só arrancou verdadeiramente com as duas guerras mundiais. O progresso na substituição de uma mão em falta, desde as primeiras mãos de ferro destinadas principalmente a serem utilizadas em batalha, até às próteses mioeléctricas e movidas a energia corporal padrão actuais, passando pelos avanços revolucionários no restabelecimento do controlo sensório-motor com reinervação direcionada e transplante de mãos, testou o engenho dos engenheiros e estimulou o crescimento de muitos fabricantes de membros artificiais.

A resina acrílica e o silicone são os materiais mais comuns utilizados na reabilitação. Embora a resina possa ser facilmente caracterizada e apresente grande durabilidade, é um material muito duro e desconfortável para o paciente. Por outro lado, o silicone tem textura e flexibilidade semelhantes à da pele, proporciona uma prótese mais confortável e apresenta melhor capacidade de ligação pele-prótese. No entanto, este material é mais difícil de pigmentar e degrada-se devido à instabilidade da cor quando exposto aos raios ultravioleta. [Buckner, afirmou que a taxa de aceitação de próteses de silicone esculpidas individualmente e feitas sob medida tem sido muito maior. **[Buckner 1980]** Entre as técnicas de escultura, há a técnica do dedo análogo, que é realizada através da moldagem e escultura do dedo de outra pessoa ou também pode ser realizada com base na reprodução da anatomia. **[Alison e Mackinnon 1992]** Uma vantagem significativa da utilização desta técnica é a duplicação exacta dos detalhes anatómicos e da superfície fina dos dedos. Isto permite que as caraterísticas da superfície da prótese sejam muito semelhantes às dos restantes dedos da mão. Com as modificações de alinhamento apropriadas, a técnica pode ser aplicada a casos de amputações parciais da mão envolvendo os outros dígitos, incluindo o polegar. Devido à maior taxa de aceitação, ao conforto, à durabilidade, à resistência às manchas das próteses de silicone personalizadas e ao facto de os doentes não quererem submeter-se a qualquer procedimento cirúrgico que envolva implantes, opta-se maioritariamente pelo método de fabrico de próteses acima descrito.

Os benefícios funcionais adicionais das próteses de silicone incluem a dessensibilização e a proteção do tecido hipersensível doloroso no local da amputação através de uma pressão suave e constante exercida sobre a área afetada. Especula-se também que o gel de

silicone melhora a hidratação do estrato, tornando o tecido cicatricial mais flexível e confortável. A retenção é o principal fator determinante para o sucesso da restauração protética em qualquer parte do corpo. É importante para a estética, a função e o conforto, melhorando assim a qualidade de vida do doente. As próteses dos dedos são retidas por um efeito de vácuo em o coto. Atualmente, os métodos de retenção de próteses na parte restante do dedo incluem anel, anel duplo, adesivos e implantes osseointegrados.
Leow *et al.* sugeriram no seu estudo que uma redução de 5-7% da circunferência no modelo do dedo mostrava uma boa adaptação de uma prótese do tipo dedal para amputação distal do dedo. **[Onishi et al. 2007].**

Atualmente, os doentes adoptaram a osteointegração do dedo protésico com uma prótese exterior de silicone feita à medida, embora esta se integre no osso, de modo a evitar a substituição regular da prótese **[Wang et al. 2014]**. A reabilitação do dedo defeituoso através de próteses artificiais convencionais e retidas por implantes melhora o nível de confiança do doente em grande medida, melhorando o resultado estético. No entanto, uma prótese retida por implantes mostrou um resultado mais retentivo e funcional, para além da estética. Sempre que a qualidade e a quantidade de osso residual forem satisfatórias, é preferível proceder a uma prótese osseointegrada. A perda traumática do dedo resulta em várias deteriorações da função da mão e altera a psicologia do paciente. A reabilitação do dedo amputado com uma prótese de dedo retida por implante é uma opção de tratamento substancial que proporciona benefícios estéticos, funcionais e psicológicos ao doente, podendo estar associada a algumas complicações. A prótese passiva desempenha um papel importante ao proporcionar conforto e estética.

A prótese cosmética de silicone imita a estrutura natural do corpo, dá uma aparência estética e fornece algumas funções passivas. As próteses cosméticas são simples de utilizar e têm um custo de manutenção reduzido. O utilizador pode manusear facilmente a prótese sem qualquer complicação, em comparação com as próteses com grandes saliências, mas estas próteses não permitem atingir o máximo de função. Para além de algumas limitações, estas próteses cosméticas de silicone são consideradas as próteses mais aceitáveis hoje em dia e conseguem manter o pequeno sorriso no rosto dos pacientes.

Apesar dos avanços nas técnicas microcirúrgicas, a reconstrução dos dedos amputados pode não ser bem sucedida para um certo número de doentes, que podem ser mais beneficiados com próteses passivas. Quando a reconstrução cirúrgica do dedo perdido está contra-indicada, não é bem sucedida ou não está disponível, uma prótese pode fornecer e oferecer uma grande ajuda psicológica. **[Pilley e Quinton 1999]** Uma prótese de adaptação precisa pode melhorar a função, restaurando o comprimento normal, proporcionando oposição para os restantes dedos, mantendo a sensibilidade através de uma lâmina fina, protegendo um coto sensível e transmitindo a sensação de pressão e posição para actividades como a escrita ou a dactilografia. Os efeitos psicológicos e funcionais da prótese melhoram a reabilitação, ajudando os doentes a adaptarem-se à sua perda e permitindo uma vida profissional e social mais normal. **[Kamble et al. 2013]** O principal objetivo da prótese é permitir que o doente passe despercebido, tendo-se verificado que a ocultação do uso da prótese é uma estratégia eficaz para lidar com a situação. **[Yeshwante et al. 2014]** O método tradicional de prótese consiste em substituir o dedo perdido por um dígito artificial. A prótese de dedo feita à medida é esteticamente aceitável e confortável para utilização em doentes com dedos amputados, resultando numa melhoria psicológica e no bem-estar **[Tripathi et al. 2011]**. As próteses passivas têm recebido muito pouca atenção na investigação sobre próteses e na literatura. Frequentemente, atribui-se pouco valor funcional às próteses de mão passivas quando comparadas com as próteses activas.

Foi demonstrado que a utilização de próteses melhora a realização das actividades da vida diária (AVD), para além de melhorar a autoestima psicossocial, a imagem corporal, a coordenação inter-membro com o membro contralateral e a simetria corporal. **[Shirota et al. 2016] [Bosmans et al. 2009]** Apesar disso, a literatura anterior constatou que cerca de 70% dos utilizadores de próteses do membro superior estavam insatisfeitos com a sua prótese quando realizavam as AVD. **[Jang et al 2011]** Além disso, foi indicado que cerca de 52% dos amputados do membro superior abandonam os seus dispositivos protésicos devido a limitações funcionais, estéticas ou outras. Em contraste com os números comunicados sobre o abandono de dispositivos, estima-se que as taxas de rejeição realistas e a não utilização sejam ainda maiores devido à falta de comunicação entre as clínicas e os não utilizadores de próteses. [Para reduzir o elevado grau de abandono de dispositivos, recomenda-se que a colocação de dispositivos protéticos ocorra imediatamente ou o mais rapidamente possível após uma amputação cirúrgica, o que pode aumentar a taxa de aceitação destes dispositivos. **[Routhier et al. 2001]** O fabrico tradicional de próteses é um processo moroso que requer que um protésico certificado faça várias moldagens do membro afetado utilizando gesso, o que pode ser trabalhoso e exigir muito material. Uma vez que os métodos de fabrico tradicionais podem não corresponder ao ritmo a que as próteses têm de ser fabricadas, surge a necessidade de um método de produção acelerado. Em processo de desenvolvimento e investigação contínua, as próteses robóticas são as próteses de nova geração que imitam os movimentos e a cosmética mais naturais. O fabrico tradicional de próteses baseia-se fortemente na moldagem em gesso e em modelos 3D para a produção precisa de próteses que permitam aos doentes iniciar a reabilitação e participar nas actividades diárias.

Os recentes avanços tecnológicos permitem a utilização de fotografias 2D para fabricar próteses individualizadas com base na antropometria do doente. Os avanços modernos na fabricação de aditivos (ou seja, impressão 3D) tornaram possível a produção em lote de próteses 3D personalizadas de baixo custo para o membro superior usando a modelagem por deposição fundida (FDM), onde a capacidade de produção é limitada ao tamanho, tipo e número total de impressoras 3D disponíveis. **[Zuniga et al 2015]** Para reduzir o tempo e a imprecisão do fabrico de soquetes, a digitalização 3D foi anteriormente utilizada para digitalizar o membro afetado e permitir a prototipagem rápida de próteses médicas através da produção de modelos estereolitográficos (STL) precisos, que são importados para sistemas de desenho assistido por computador (CAD). **[Ferreira et al. 2004]**

As próteses biónicas das mãos estão a evoluir rapidamente.

Atualmente, um conhecimento aprofundado desta área da medicina só é necessário a um pequeno número de indivíduos que trabalham em unidades altamente especializadas. No entanto, com a melhoria da tecnologia, é provável que a procura e a aplicação de mãos biónicas continue a aumentar e que seja necessário um conhecimento mais amplo. Fazemos uma revisão da literatura e resumimos os avanços importantes na medicina, computação e engenharia que levaram ao desenvolvimento das próteses de mão biónicas atualmente disponíveis. O membro biónico de hoje progrediu muito desde as próteses de gancho que foram introduzidas há séculos. As principais funções da mão humana estão a ser reproduzidas artificialmente nas mãos biónicas modernas. Apesar dos avanços impressionantes, as próteses biónicas continuam a ser um substituto inferior às suas contrapartes biológicas. Com algumas melhorias na funcionalidade do membro biónico, este poderá um dia ser capaz de replicar totalmente a mão biológica ou talvez mesmo ultrapassar as suas capacidades inatas. É importante que a comunidade de cuidados de saúde compreenda o desenvolvimento das mãos biónicas e a tecnologia subjacente , uma vez que esta área da medicina irá expandir-se.

O futuro da substituição da mão é empolgante. Não há dúvida de que a tecnologia atual - próteses movidas a energia corporal, próteses mioeléctricas, reinervação direcionada e transplante de mãos - será melhorada e tornar-se-á mais acessível. No entanto, com os avanços da medicina regenerativa e da engenharia de tecidos, as próteses poderão um dia tornar-se obsoletas. A ideia de uma "mão de placa de Petri"= é particularmente intrigante; a capacidade de criar uma mão fenotipicamente idêntica para substituir uma mão cortada poderia proporcionar uma integração óptima em termos de compatibilidade biológica, controlo funcional, comunicação social, feedback sensorial e, claro, estética.

REFERÊNCIAS

1. Abdelnnabi , MM, Moore, DJ, Sakumura, JS 1984, Jn vitro comparison study of MDX-4-4210 and polydimethylsiloxane silicone materials' *Journal of Prosthetic Dentistry* vol.51,no. 523,pp.6.

2. Agarwal, KK, Aggarawal, H, Singh, K 2013, =Reabilitação protética do polegar amputado' *Journal of Indian Prosthodontic Society.*

3. Alison, A, Mackinnon, SE 1992, =Avaliação de próteses digitais' *The Journal of* Hand *Surgery,* edição americana, vol. 17, no.5, pp.923-6.

4. Amos, KWon 2012, *Life & Limb: The Evolution of Prosthetics,* Gear Patrol.

5. Barnhart, GW 1960, =Um novo material e técnica na arte da prótese de somato', *Journal of Dental Restoration,* vol.39, pp.83644.

6. Beasley, RW 1981, =General considerations in managing upper limb amputations', *Orthopedic Clinic North America,* vol.12, pp.743-9.

7. Beasley, R 1987, =Hand and finger prostheses', *Journal of Hand Surgery American* vol.12, no.1,pp.144-147.

8. Beasley, RW, de Bese, GM 1986, =Upper limb amputations and prostheses', *Orthopedic Clinic North America,* vol.17, no.3, pp. 395-405.

9. Behrend, C, Reizner, W, Marchessault, JA 2011,

=Atualização em avanços em próteses da extremidade superior', *Journal of Hand Surgery American,* vol.36, pp.1711-7.

10. Bell, WT, Chalian, VA, Moore, BK 1985, =Materiais de polidimetilsiloxano em próteses maxilofaciais: Evaluation and comarison of physical properties", *Journal of Prosthetic Dentistry,* vol.54, pp.404-1.

11. Bergman, K, Ornholmer, L, Zackrisson, K, Thyberg, M 1992, =Functional benefit of an adaptive myoelectric prosthetic hand compared to a conventional myoelectric hand', *Prosthetics and Orthotics International,* vol.16, pp.32.

12. Beumer, J, Curtis, TA & Firtell, DN 1979, *Maxillofacial rehabilitation,* The CV Mosby Company, St.Louis.

13. Beumer, J, Curtis, TA 1996, *Maxilofacial Rehabilitation Prosthodontic and Surgical Considerations* , Ishiyaku Euroamerica, St.

14. Bhuvaneswar, CG, Epstein, LA & Stern, TA 2007, =Reactions to Amputation: Recognition and Treatment Prim Care Companion", *Journal of Clinical Psychiatry,* vol.9, no.4, pp.303-8.

15. Biden, E, Bush, G 1997, *Recent advances in the development of partial hand prosthetics, University of New Brunswick's Myoelectric Controls/ Powered Prosthetics Symposium Proceedings*, New Brunswick, Canadá.

16. Biddiss, E, Chau, T 2009, =Disability and Rehabilitation : Assistive Technology The roles of predisposing characteristics

, established need and enabling resources on upper extremity prosthesis use and abandonment' ,vol.3107.

17. Bosmans, J, Geertzen, J, Dijkstra, PU 2009, =Satisfação dos consumidores com os serviços das instalações de próteses e ortóteses', *Prosthetics and Orthotics International*, vol.33, no.1, pp.69-77.

18. Bowen, TE, Bellamy, RF 1988, *Emergency War Surgery, 2ª edição.* Government Printing Office, Washington DC, EUA.

19. Boyle, M, Tebbi, CK, Mindell, ER 1982, =Adolescent adjustment to amputation', *Journal of Medical and Paediatric Oncology,* vol.10, pp.301-312.

20. Bradway JK, Malone, JM, Racy, J 1984, =Adaptação psicológica à amputação: An overview", *Prosthetics and Orthotics,* vol.38, pp.46.

21. Buckner, H 1980, =Prótese cosmética da mão - relato de um caso', *Prosthetics and Orthotics,* vol.34, no.3, pp.41-45.

22. Buckner, H 1980, =Prótese cosmética da mão - Relato de um caso', *Prosthetics and Orthotics* vol.34, no.3, pp.41-5.

23. Bunnell, S 1955, =Conclusões sobre o tratamento de mãos feridas na Segunda Guerra Mundial. Derivado das experiências do consultor civil para a cirurgia da mão do Secretário da Guerra" In.

24. Bunnell, S 1955, *Surgery in World War II: Hand Surgery,* Gabinete do Cirurgião Geral, Departamento do Exército dos EUA, Washington D.C.

25. Bunnell, S 1984, *Management of the nonfunctional*

handReconstruction vs. prosthesis, In: Hunter, JM, Schneider, LH, Mackin, EJ, Callahan, AD, eds. Rehabilitation of the Hand. 2ª ed, CV Mosby, St.Louis.

26. Chalian, VA, Phillips, R W 2004, =Maxillofacial prosthetic material' *Journal of Biomedical Materials Research*, vol.8, pp.349.

27. Chari, P.S, Kharshing, W, e Balakrishnan , C 1975, =Wheat Thresher Hand Injuries', *Indian Journal of Medical Research,* vol.63, no.6, pp. 829-32.

28. Prahalad, C K 2006, *The Fortune at the Bottom of the Pyramid,* Pearson Education, Índia.

29. Childress, D S 1985, =Historical aspects of powered limb prostheses' *Clinical Prosthetics and Orthotics,* vol.9, pp.2-13.

30. Dogra, S, Lall, S, Shah, F, Aeran, H 2008, =Fabricação de uma prótese de dedo tipo luva utilizando elastómeros de silicone' , *Journal of Indian Prosthodontic Society,* vol.8, no.8, pp.16.

31. Establishment of a Limb Fitting Center 1980, Fitments In A Year, Project Report, Artificial Limbs Manufacturing Corporation of India, Kanpur.

32. Edeer, D, Martin, C W, Richmond, BC: WorkSafe BC EvidenceBased Practice Group, *Upper limb prostheses - a review of the literature with a focus on myoelectric hands,* fevereiro de 2011.

33. Engstrom, B, Van de Ven, C 1999, *Therapy for Amputees,3rd* Ed. Churchill Livingstone.

34. Ferreira, JC, Alves, N M F,Bartolo P J S, =Rapid manufacturing

of medical prostheses', *Journal of Manufacturing Technology Management.*

35. Frank, RG, Kashani, JH, Kaslani, SR 1984, =Resposta psicológica à amputação em função da idade e do tempo decorrido desde a amputação', *The British Journal of Psychiatry* vol.144, pp.493-7.

36. Moore, WS, Malone, SJ 1989, *Lower Extremity Amputation,* Philadelphia, WB Saunders, cap. 26.

37. Garber, M 2013, *The Perfect, 3,000-Year-Old Toe: A Brief History Of Prosthetic Limbs,* The Atlantic.

38. Goiato, MC, Mancuso, DN, Marques, FPP, Santos DM 2009,

=Finger prosthesis: The art of reconstruction" , *Journal of College of Physicians and Surgeons Pakistan,* vol.19, no.10, pp.670-1

39. Gaine, WJ, Smart C, Bransby-Zachary M 1997,= Upper limb traumatic amputees' ,*Journal of Hand Surgery* (British and European Volume), vol.22, no.73, pp.6.

40. Gow, DJ, Douglas, W, Geggie, C, Monteith, E, Stewart D 2001,= The development of the Edinburgh modular arm system', *Proceedings of the Institution of Mechanical Engineers, Part H*, vol.215, no.3, pp.291-8.

41. Gallagher P, Maclachlan, M 2000, =Positive meaning in amputation and thoughts about the amputated limb", *Prosthetics and Orthotics International.*

42. Ghous, M 2015, =Depressão: prevalência entre amputados',

Professional Medical Journal, vol.22, no.2,pp.263-6.

43. Hunter, M 2002, *Rehabilitation of the hand and upper extremity,* 5th ed., vol. 2, pp.67, Recherche, St. Louis: Mosby Co.

44. Hernigou, P 2014, =Pintura artística com muletas na Idade Média como património ortopédico (parte II: a perna de pau, a perna de pau com joelho dobrado e o mendigo)', *International Orthopedics,* vol.38, no.7, pp.153542.

45. Huber, H, Stephan, P S 2002, =Materiais e técnicas na reabilitação protética maxilofacial", *Clínicas de Cirurgia Oral e Maxilofacial da América do Norte,* vol.14, pp.73-93.

46. Han, Y, Kiat-amnuay, S, Powers, JM, Zhao, Y 2008, =Efeito da concentração de nano-óxido nas propriedades mecânicas de um

elastómero de silicone maxilofacial", *Journal of Prosthetic Dentistry,* vol.100, no.6, pp.465-73.

47. Jacob, PC, Shetty, KH, Garg, A, Pal, B 2012,= Prótese de dedo de silicone. Um relatório clínico", *Journal of Prosthodontics,* vol.21, pp.631-3.

48. Jang, CH, et al 2011, =Um inquérito sobre as actividades da vida diária e as ocupações dos amputados dos membros superiores', *Annals*

De

Medicina de Reabilitação, vol.35, no.6, pp.907.

49. Kolb, LC 1959, *Disturbances in body image,* In: Arieti S (ed) American handbook of psychiatry, Basic Books, Nova Iorque,

pp.749-69.

50. Kim, R, Sellegren, MD 1982,= An early history of lower limb amputations and prostheses', *The Iowa Orthopaedic Journal,* vol.2, pp.13-27.

51. Khindria, SK, Bansal, S, Kansal, M 2009, JMaxillofacial prosthetic materials-Review Article", *Journal of Indian Prosthodontic Society,* vol.9, n.º 1, pp.2-5.

52. Kenneth, JA 2009 =*Phillips' Science of Dental Materials[1],* 11th ed., St. St.Louis: Saunders Elsevier.

53. Kruit, J, Cool, JC 1989, JBody-powered hand prosthesis with low operating power for children', *Journal of Medical Engineering & Technology,* vol.13, pp.129-133.

54. Kargov, A, Ivlev, O, Pylatiuk, C, Asfour, T, Schulz, S, Graser , A, Dillmann, R & Bretthauer, G 2007, *Aplicações de uma mão artificial fluídica no domínio da reabilitação.* In: Kommu, ed. Rehabilitation Robotics. Itech Education and Publishing, Viena, Áustria, pp. 261-86.

55. Kamble, VB, Desai, RG, Arabbi, KC, Mahajan, K, Patil S 2013,= Finger prostheses for multiple finger amputations: two case reports', *National Journal of Medical Research* vol.1, no.2, pp.3842.

56. Lai, JH, Wang, LL 2002,= New organosilicon maxillofacial prosthetic materials', Dental Materials, vol.18, pp.281-6.

57. Lake, C, Miguelez, J 2003, =Comparative analysis of microprocessors in upper-extremity prosthetics', *Journal of Prosthetics and Orthotics,* vol.15, pp.48-65.

58. Lake, C 2009, =Experiência com próteses eléctricas para apresentação parcial da mão: uma retrospetiva de oito anos', *Journal of Prosthetics and Orthotics,* vol.21, no.2, pp.125-30

59. Lewis, DH, Castleberry, DJ 1980, =An assessment of recent advances in external maxillofacial materials', *Journal of Prosthetic Dentistry*, vol.43, pp.426-32.

60. Marty, J, Porcher, B, Autissier, R 1983, =Lesões nas mãos e acidentes de trabalho. Statistics and prevention" *Annales de Chirurgie de la Main et du Membre Supérieur,* vol.2, pp.368-70.

61. Murdoch G 1967, =Levels of amputation and limiting factors', *The Annals of The Royal College of Surgeons of England, vol.*40, no.4, pp.204-16.

62. Meier, R H 2004, *History of arm amputation, prosthetic restoration, and arm amputation rehabilitation,* In: Functional Restoration of Adults and Children with Upper Limb Amputation (Restauração Funcional de Adultos e Crianças com Amputação do Membro Superior), Demos Medical Publishing, Nova Iorque, pp.1-8.

63. McFarland, LV, Hubbard, W S L, Heinemann AW, et al 2010, =Unilateral upper-limb loss: Satisfaction and prosthetic-device use in veterans and service members from Vietnam and OIF/OEF conflicts", *The Journal of Rehabilitation Research and Development,* vol.47,pp.299-316.

64. Jorges, M 2020, *Etiology of Amputation; Orthotics and Prosthetics in Rehabilitation,* Elsevier.

65. Maduri, P, Akhondi, H 2020, Amputação do membro superior.

[Atualizado em 18 de maio de 2019]. In: StatPearls [Internet]. Treasure Island (FL): StatPearls Publishing.

66. Malone, JH, Childers, S J, Underwood, J, Leal, J H 1981, =Immediate post-surgical management of upper extremity amputation: conventional, electric and myoelectric prosthesis', *Orthotics and Prosthetics,* vol.35, pp.1-9.

67. Maat, B, Smit, G, Plettenburg, D, Breedveld, P 2018, =Mãos e ferramentas protéticas passivas: A literature review' *Prosthetic and Orthotics International,* vol.42, no.1, pp.66-74.

68. Mikosz, MJ 2008, *Cable driven multiarticulating fingers providing compliant grasp for partial hand amputee, University of New Brunswick's Myoelectric Controls/ Powered Prosthetics Symposium,* Proceedings, New Brunswick, Canada.

69. Montgomery, PC, Kiat-Amnuay, S 2010, =Survey of Maxillofacial Prostheses Materials Used', *Journal Of Prosthodontics, vol.19,* pp.482-90

70. Narional Sample Survey Organization 1983, Report on the Survey of Disabled Persons, 36th Round, July-December 1981, No. 305, Department of Statistics, New Delhi.

71. Novo sistema de mão protética permite ao utilizador "sentir" novamente: O sistema Neural-Enabled Prosthetic Hand (NEPH) marca a primeira vez que uma prótese bidirecional pode ser utilizada em casa, Science Daily, 7 de novembro de 2018.

72. Onishi, Y, Fujioka, H, Doita, M 2007, =Tratamento da deformidade de hiperextensão crónica pós-traumática da

articulação interfalângica proximal utilizando a âncora de sutura: Relato de um caso", *Hand* Surgery, vol.12, pp.47-9.

73. Ozkan, A, Senel, B, Durmaz, CE, Uyar, H A, Evinc, R 2012,= Utilização de implantes dentários para reter próteses de dedos: Um relato de caso" *Oral Health and Dental Management,* vol.11, pp.11-5.

74. Padmanabha, P 1981, *Provisional Population Totals,* Paper-1 of 1981, Series-1, Census of India, Índia.

75. Pillet, J 1981,= The aesthetic hand prosthesis' *Orthopedic Clinics Of North America,* vol.12,pp.961-70.

76. Pillet, J 1992, *Partial-hand amputation-aesthetic restoration,* In: Bowker JH, Michael JW (eds) Atlas of limb prosthetics: surgical, prosthetic and rehabilitation principles, CV Mosby, St. Louis, pp 227-35.

77. *História Natural de Plínio,* Livro VII, Capítulo XXVIII. Traduzido por Rackham H, Jones WHS, Eicholz DE, Heinemann W. <www. masseiana.org/pliny.htm#BOOK XXVIII> (Acedido em 2 de julho,
2012) .

78. Putti, V 1925, =*Próteses históricas*[1], Scritti Medici. Publicado pela primeira vez La chirurgia degli organi di movimento, vol.9, no.4-5.

79. Paré, A 1585, *Les Oeuvres dAmbroise Paré,* Quatriesme Edition, Gabriel Buon, Avec privilege du Roy, Paris.

80. Petri, RP, Aguila, E 2002,= The military upper extremity amputee', *Physical Medicine and Rehabilitation Clinics of*

North America, vol.13, pp.17-43. .

81. Parkes, CM 1973, Factors determining the persistence of phantom pain in the amputee, *Journal Of Psychosomatic Research,* vol.17, pp.97.

82. Pilley, MJ, Quinton, D N 1999, Digital prostheses for single finger amputations, *Journal Of Hand Surgery Britain,* vol.24, no.5, pp.539-41.

83. Phil, S, abril de 2015, *As opções em expansão das próteses parciais de mão* , The O&P EDGE

84. Putzi, R 1992, JMyoelectric Partial-hand Prosthesis', *Journal Of Prosthetics and Orthotics,* vol.4, pp.103-8.

85. *Utilização de próteses em adultos com amputações maiores do membro superior adquiridas: Patterns of wear, prosthetic skills and the atual use of prostheses in activities of daily life 2012,* Disability and Rehabilitation : Assistive Technology, vol.7, pp.479-93.

86. Robert, G, Craig, John, M 2002, =Powers' , *Restorative Dental Materials* : 11th ed, Philadelphia Mosby, Inc.

87. Ronald, JR 2001, Prodigits clinical trial at Nottingham Mobility Center, 10º Congresso Mundial da Sociedade Internacional de Próteses e Ortopedia, Glasgow, Escócia.

88. Routhier, F, Vincent, C, Morissette, M J, Desaulniers, L 2001, Clinical results of an investigation of paediatric upper limb myoelectric prosthesis fitting at the Quebec rehabilitation institute, *Prosthetics And Orthotics International,* vol.25, no.2,

pp.119-131.

89. Shanmuganathan, N, Maheswari, MU, & Jibran, AH, *Prótese de Dedo Aético.*

90. Shirota, C 2016,= On the assessment of coordination between upper extremities: towards a common language between rehabilitation engineers', clinicians and neuroscientists, *Journal of NeuroEngineering and Rehabilitation,* vol.13, no.1, pp.1-14.

91. Strait, E janeiro de 2006, =Prosthetics in Developing Countries', *Prosthetic Resident.*

92. Sahu, A, Sagar, R, Sarkar, S, Sagar, S 2016, =Pychological effects of amputation: A review of studies from India", *Industrial Psychiatry Journal,* vol.25, no.1, pp.4-10.

93. Sahasrabudhe, BG, Sancheti, K H 1979, Survey of the Handicapped, Bulletin of Sancheti Hospital and Medical Research Centre, Pune, vol.1, no.2, pp.25-9.

94. Spencer, WA 1979, Rehabilitation Concepts, Social and Economic Aspects of Assistive Devices, in Disability, Eds., Kenedi, KM, Paul, JP, e Hughes, J, pp.11-23 Macmillan Press, Londres.

95. Sharif, AM, Alvin, GW, Deborah, JR, Scott, RS 2010, =Materiais maxilofaciais reforçados com várias concentrações de

Polyhedral Silsesquioxanes', *Journal Dental Biomechanics* ,pp.1-9.

96. Sweeney, WT, Fischer, TE, Castleberry, DJ, Cowperthwaite, GF 1972, =Evaluation of improved maxillofacial prosthetic materials', *Journal of Prosthetic Dentistry,* vol.27, pp. 297-305.

97. Sauerbruch, F 1916, *Die willkürlich bewegbare künstliche Hand,* Eine Anleitung für Chirurgen und TechnikerBerlin: J. Springer.

98. Sherman, ED 1964, A Russian Bioelectric-Controlled Prosthesis, *Canadian Medical Association Journal,* vol.91, pp.1268-70.

99. Scott, RN August1992, *Myoelectric control of prostheses: A brief history,* apresentação nos Proceedings of the 1992, MyoElectric Controls/ Powered Prosthetics Symposium, Fredericton.

100. Scott, RN, Parker, PA 1988, =Próteses mioeléctricas: State of the art', *Journal of Medical Engineering & Technology* vol.12, pp.14351.

101. Strickland, JW 1984, *Restoration of thumb function after partial or total amputation (Restauração da função do polegar após amputação parcial ou total),* In: Hunter, JM, Schneider, LH, Mackin, EJ, Callahan, AD, eds. Rehabilitation of the Hand. 2ª ed., St. Louis: CV Mosby,

102. Scott, RN 1990, =Investigação de sistemas de controlo mioeléctrico no Instituto de Bioengenharia, Universidade de New Brunswick', *Medical Program Technology,* vol.16, pp.5-10.

103. Soltanian, H, de Bese, G, Beasley, RW 2003, =Próteses de mão passivas', Hand Clincs, vol.19, no.1, pp.177-83.

104. Smith, DG, Michael, JW, Bowker, JH, Childress, DS, Weir, RF 2004, *Control of limb prostheses, Eds. Atlas of Amputations and Limb Deficiencies: Surgical, Prosthetic, and Rehabilitation Principles,* 3rd ed, Rosemont, American Academy of Orthopedic Surgeons, pp.173-195

105. Schulz, S 2010, *Introducing a new multiarticulating myoelectric hand system,* 13.º Congresso Mundial da Sociedade Internacional de Próteses e Ortopedia, Leipzig, Alemanha.

106. Schafer, M 2009, Prothetische Versorgungskonzepte nach partiellen amputationen im handbereich, *Orthopadie Technik,* vol.60, pp. 584-95.

107. Tsai, FH, et al 1992, Synthesis of silicone blocks copolymers for use as maxillofacial materials, Proceedings of Conference on Materials Research in Maxillofacial Prosthetics, Transactions of the Academy of Dental Materials, vol.5, pp.126.

108. Tripathi, S, Singh, DR, Chand, P, Mishra, N, Yadav, LK, Singh, V 2011, =A modified approach of impression technique for fabrication of finger prostheses', *Prosthetics and Orthotics International,* vol.36, no.1, pp.121-24.

109. Tebbi, CK, Mallon, JC 1987,= Long-term psychosocial outcome among cancer amputees inadolescence and early adulthood', *Journal of Psychosocial Oncology* vol.5, pp.69-82.

110. Uellendahl, E, Uellendahl, EN, Experiência de adaptação de

próteses parciais de mão com dedos activados externamente, Hanger, *Prosthetics and Orthotics,* Inc. - Scottsdale, Arizona, EUA, New Touch Prosthetics, Inc. - Scottsdale, Arizona, EUA.

111. Maller, US, Karthik, KS, Maller, SV 2012, =Materiais protésicos maxilofaciais - Tendências passadas e actuais', *Journal Of Acquired Immune Deficiency Syndrome, vol.1,* no.2, pp.26-30.

112. Verschuren, JE, Geertzen, JH, Enzlin, P, Dijkstra, PU, Dekker, R 2015, =Funcionamento sexual e bem-estar sexual em pessoas com amputação de membros: um estudo transversal nos Países Baixos', *Disability Rehabilitation*, vol.37, no.3, pp.187-93.

113. Verschuren, JEA 2013, Sexuality and limb amputation (Sexualidade e amputação de membros): Perspectivas de pacientes, parceiros e profissionais Groningen: Drukkerij Leen NV, Hasselt.

114. Wang, S, Leng, X, Zheng, Y, Zhang, D, Wu, G 2014,= Restauração de implante guiada por prótese de um defeito auricular utilizando tomografia computorizada e tecnologias de imagens fotográficas tridimensionais: Um relatório clínico", *Journal of Prosthetic Dentistry.* vol.S0022-3913, n.º 1400425, pp.9.

115. Weir, RF 1989, *An externally-powered myoelectrically controlled synergetic prosthetic hand for the partial-hand amputee,* tese de doutoramento. Chicago: Departamento de Engenharia Biomédica, Northwestern University.

116. Yeshwante, B, Parasrampuria, N, Baig, N,= Prosthetic

rehabilitation of an amputated finger", IOSR *Journal Of Dental & Medical Sciences,* vol.13, pp.10-7.

117. Yu, R, Koran, A, Craig, RG 1980, =Physical properties of maxillofacial elastomers under conditions of accelerated aging', *Journal Of Dental Research,* vol.59, no.6, pp.1041-47.

118. Zuniga, J, Dimitrios, K, Jean, P, John, S, Marc, P, Adam, C, Cristina, F 2015, =Cyborg beast: a low-cost 3d-printed prosthetic hand for children with upper-limb differences', *BMC Research Notes,* vol.8, no.1, pp.10.

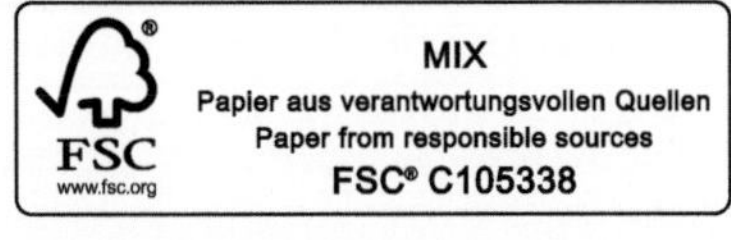

Printed by Books on Demand GmbH, Norderstedt / Germany